Lekaa Qibi
Aisha Akram Qasim

O efeito das pastas de dentes A.S. & no esmalte após exposição à Coca-Cola

Lekaa Qibi
Aisha Akram Qasim

O efeito das pastas de dentes A.S. & no esmalte após exposição à Coca-Cola

ScienciaScripts

Imprint
Any brand names and product names mentioned in this book are subject to trademark, brand or patent protection and are trademarks or registered trademarks of their respective holders. The use of brand names, product names, common names, trade names, product descriptions etc. even without a particular marking in this work is in no way to be construed to mean that such names may be regarded as unrestricted in respect of trademark and brand protection legislation and could thus be used by anyone.

Cover image: www.ingimage.com

This book is a translation from the original published under ISBN 978-620-2-05644-1.

Publisher:
Sciencia Scripts
is a trademark of
Dodo Books Indian Ocean Ltd. and OmniScriptum S.R.L publishing group

120 High Road, East Finchley, London, N2 9ED, United Kingdom
Str. Armeneasca 28/1, office 1, Chisinau MD-2012, Republic of Moldova, Europe
Printed at: see last page
ISBN: 978-620-7-96440-6

Índice:

O efeito da saliva artificial e de quatro Pastas de dentes na superfície do esmalte expostas à bebida Coca-Cola (*estudo in vitro)*

Uma tese apresentada por

Lekaa Hashim Salim Qibi

Para

The Council of College of Dentistry University of Mosul

Como cumprimento parcial dos requisitos para a obtenção do grau de Mestre em Medicina Dentária

Ciência em odontologia preventiva

Supervisionado por

Professor Assistente

Aisha Akram Qasim

2017A.D. **1438 A.H.**

Agradecimentos

*Em primeiro lugar, agradeço a "**ALLAH**" por me ter dado o poder, a vontade e a paciência para concluir este estudo.*

*Gostaria de expressar a minha profunda gratidão e respeito ao **Prof. Dr. Talal H. Al-Salman,** Diretor da Faculdade de Medicina Dentária da Universidade de Mosul, pelo seu amável apoio, e um agradecimento especial ao **Prof. Dr. Rayan S. Hamed** pelo seu apoio e ajuda aos estudantes de pós-graduação.*

*Gostaria de expressar a minha gratidão ao **Lect. Dr. Zaid B. Al-Dewaji**, diretor do Departamento de P.O.P., pela sua compreensão e encorajamento.*

*Os meus profundos agradecimentos ao **Professor Assistente Dr. Mostafa M. Al-sultan** pela sua ajuda aos estudantes de pós-graduação.*

*Gostaria de expressar o meu sincero apreço e profundo agradecimento à minha supervisora**,** a **Professora Assistente Aisha A. Qasim**, pela sua compreensão, acompanhamento, orientação e supervisão clínica, encorajamento e apoio.*

*Um agradecimento especial ao **Prof. Dr. Amer Taqa** pela sua ajuda ao longo do estudo.*

*Gostaria de agradecer muito especialmente ao meu marido**, Dr. Omar Bashir**, pelo seu grande apoio, encorajamento e paciência, sem o qual este estudo não teria sido concluído.*

*O meu profundo agradecimento a quem amo muito; o meu pai **Hashim Qibi** com os seus conselhos apreciáveis, a minha mãe pela sua ajuda e trabalho árduo para tornar tudo mais fácil e confortável para mim, também um agradecimento especial aos meus irmãos, **Dr. Ali**, **Mohammed** e às minhas **irmãs**, não por uma coisa, mas por tudo o que me deram ao longo do meu estudo.*

Por último, mas não menos importante, estou profundamente grato a todos os que me ajudaram de uma forma ou de outra durante este trabalho.

Lekaa

Resumo

Objectivos: O objetivo deste estudo in vitro foi avaliar o efeito da saliva artificial e de quatro pastas dentífricas diferentes (1100 ppm NaF, 1450 ppm NaF, 1450 ppm SMFP e 1450 ppm **SnF2**) na rugosidade e microdureza da superfície do esmalte dentário humano exposto e não exposto à bebida Coca-Cola, num estudo in vitro com um ciclo de cinco dias.

Materiais e Métodos: Duzentos e quarenta (240) primeiros pré-molares superiores sólidos foram recolhidos do centro dentário Althobat e do hospital Aljomhory na cidade de Mossul, de pacientes com idades compreendidas entre os 12 e os 15 anos, extraídos para fins ortodônticos, foram recolhidos durante um período de oito meses (de setembro de 2013 a abril de 2014) e utilizados neste estudo, tendo sido divididos aleatoriamente em dois grupos principais:

- **Primeiro grupo**: 120 amostras expostas à bebida Coca-Cola.
- **Segundo grupo**: 120 amostras não expostas à bebida Coca-Cola.

Cada grupo foi subdividido em (6) subgrupos, como se segue:

O ***primeiro grupo*** inclui todos os grupos de amostras expostos à bebida Coca-Cola e depois subdivididos em: 1st subgrupo (20 amostras) superfície de esmalte tratada apenas com Coca-Cola (grupo de controlo), o 2nd subgrupo (20 amostras) superfície de esmalte tratada com saliva artificial, e o 3rd , 4th , 5th e 6th (20 amostras) em cada subgrupo foram superfícies de esmalte tratadas com quatro pastas dentífricas diferentes, como mencionado anteriormente.

O ***segundo grupo*** foi subdividido em 1 subgrupost (20 amostras), grupo da superfície do esmalte dentário não tratado (grupo de controlo), 2 subgrupond (20 amostras), superfície tratada com saliva artificial, e 3rd , 4th , 5th e 6th (20 amostras em cada subgrupo), superfícies do esmalte tratadas com quatro pastas dentífricas, como mencionado anteriormente. Depois disso, a rugosidade da superfície e a microdureza da superfície do esmalte dentário foram medidas utilizando o medidor de perfil e a máquina de teste de microdureza Vickers.

Resultados: A rugosidade média da superfície em todos os grupos aumentou significativamente após a erosão com a bebida Coca-Cola e diminuiu após a remineralização com saliva artificial e pastas dentífricas fluoretadas. Enquanto a microdureza média da superfície do esmalte em todos os grupos diminuiu significativamente após a erosão com a bebida Coca-Cola e aumentou após a remineralização com saliva artificial e quatro pastas dentífricas diferentes.

A pasta de dentes (1450 ppm **SnF2**) mostrou a melhor e mais elevada remineralização após a erosão quando comparada com outros grupos de amostras tratadas com quatro pastas de dentes diferentes. A microdureza média da superfície do grupo da saliva artificial foi significativamente menor do que a dos grupos tratados com pastas dentífricas.

Conclusões: A Coca-Cola aumenta a rugosidade da superfície do esmalte, enquanto a pasta de dentes fluoretada e a saliva artificial diminuem a rugosidade da superfície. A bebida Coca-Cola reduz a microdureza do esmalte, enquanto as pastas dentífricas fluoretadas e a saliva artificial aumentam a microdureza da superfície do esmalte.

CAPÍTULO 1
Introdução

1.1 Introdução:

O dente humano é a parte mais dura do corpo humano, com uma construção e constituição específicas. É composto por três tecidos duros e altamente mineralizados (esmalte, dentina e cemento), sendo que o esmalte é a parte mais mineralizada do dente e é mais duro que o ferro, proporcionando à coroa exposta superfícies duráveis de corte e trituração, e o esmalte maduro é constituído por material inorgânico perfazendo cerca de 97 % e o restante é formado por proteínas e outros componentes, como a água (Jagr *et al.,* 2014).

A erosão dentária é a perda dos tecidos duros dentários causada por ácidos não bacterianos devido ao contacto ácido (Magalhães *et al.,* 2014). Pode ser dividida em duas fases: erosão em que há apenas amolecimento e desgaste erosivo fase avançada com perda da superfície dentária (Shellis *et al.*, 2011).

Atualmente, tem-se observado um aumento significativo na prevalência da erosão dentária como consequência da exposição frequente ao ácido dos alimentos, bebidas e suco gástrico (Comar *et al.*,2013), especialmente se a exposição crónica a ácidos extrínsecos/intrínsecos com um pH baixo (Magalhaes *et al.*, 2011; Strnada e Bukab, 2014).

A erosão pode ser classificada de acordo com a fonte de ácido, que pode ser extrínseca ou intrínseca. Os ácidos extrínsecos provêm principalmente da dieta ou de refrigerantes, enquanto o exemplo de ácidos intrínsecos é o refluxo gastroesofágico (Scheutzel, 1996; Lussi *et al.,* 2004-b; Ganss *et al.*, 2012; Li *et al.*, 2012).

A Coca-Cola teve o maior potencial erosivo do que os outros refrigerantes. O potencial erosivo do refrigerante dependia do seu valor de pH, da acidez titulável, do tipo e da concentração do(s) ácido(s) presente(s) (El-Zainy *et al.,* 2012; Brent *et al.,* 2015; Rafey *et al.,* 2016).

A desmineralização do dente por erosão é causada pelo contacto frequente entre a superfície do dente e os ácidos presentes nos refrigerantes (Agrawal *et al.,* 2014).

Lussi *et al.*, (2011) afirmam que a erosão dentária começa com um amolecimento inicial da superfície do dente, seguido de uma dissolução contínua, camada a camada, dos cristais do tecido duro dentário, levando a uma perda permanente do volume do dente, com uma camada amolecida que persiste na superfície do tecido remanescente.

A erosão dentária é uma condição multifatorial. A consideração de factores químicos, biológicos e comportamentais é fundamental para a sua prevenção e tratamento. Entre os fatores biológicos, a saliva é um dos parâmetros mais importantes na proteção contra a erosão dentária, a saliva é supersaturada em relação ao mineral do dente, fornecendo cálcio, fosfato e flúor necessários para a remineralização após um desafio erosivo (Buzalaf *et al.,* 2012).

Um benefício proporcionado por algumas pastas dentífricas é a proteção contra o início e a progressão da erosão dentária (Hooper *et al.,* 2007).

As pastas dentífricas contêm diferentes agentes activos (como fluoretos ou agentes com propriedades anti-erosivas especiais) que podem ser úteis para permitir o endurecimento ou aumentar a resistência da superfície a mais ácidos e dar algum grau de proteção contra a erosão (Magalhaes *et al.*, 2014; Claudio *et al.*, 2017).

1.2 Objectivos do estudo

Os objectivos deste estudo foram avaliar o seguinte:

1. O efeito da saliva artificial e de quatro pastas dentífricas diferentes (1450 ppm SnF_2, 1450 ppm NaF, 1100 ppm NaF e 1450 ppm SMFP) na rugosidade e microdureza da superfície do esmalte dentário humano exposto e não exposto à bebida Coca-Cola, um estudo in vitro num ciclo de cinco dias.
2. O efeito da frequência e do tempo de exposição da Coca-Cola no aumento da erosão dentária.
3. O efeito da frequência e do tempo de exposição de diferentes pastas dentífricas na diminuição da erosão dentária.

CAPÍTULO 2

Revisão de Literaturas

2.1 Anatomia dos dentes humanos

O dente humano está anatomicamente separado em uma coroa e uma ou mais raízes. A coroa anatómica é composta por um tecido mole interno (câmara pulpar) envolvido por um tecido relativamente mais duro chamado dentina, que é ainda rodeado por um dos tecidos mais duros do corpo humano conhecido como esmalte, como se mostra na Figura (2.1) (Cui e Ge, 2007; Hu *et al.*, 2007; Nanci, 2008; e Berkovitz e Moxham, 2009).

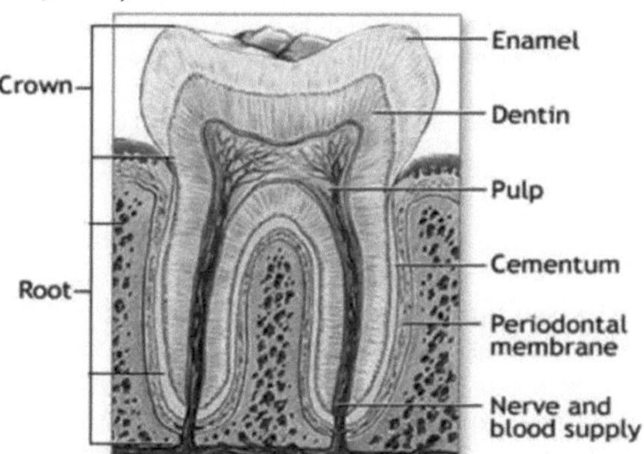

Figura (2.1): Secção transversal de um dente humano (Dorozhkin, 2007)

Enquanto o cemento, produzido por células especializadas chamadas cementoblastos, é um tecido mineralizado que cobre a raiz dentária e ancora o ligamento fibroperiodontal que liga o dente ao osso alveolar (Hubbard e Kon, 2002).

A polpa dentária é o principal tecido interno e mole dos dentes. Está localizada na câmara pulpar coronal e nos canais radiculares. O tecido da polpa dentária contém tecido conjuntivo, células mesenquimatosas, vasos sanguíneos e linfáticos. É inervada por fibras neurais que formam um sistema complexo de inervações (Couve *et al.*, 2013).

2.2 Esmalte

O esmalte é o tecido mineralizado mais duro do corpo humano (Tillberg *et al.*, 2008; Taji e Seow, 2010; Vaderhobli, 2011; Abdul Razaka *et al.*, 2014) e protege o dente dos mamíferos de danos físicos e químicos externos (Moradian-Oldak, 2013; Cuy *et al.*, 2002).

O esmalte está constantemente a interagir com o ambiente agressivo que o rodeia. Estas interações desempenham um papel importante em muitos mecanismos que afectam a saúde dentária, como a cárie dentária, a descoloração dos dentes e a formação de placa bacteriana (Abdullah, 2012). Foi considerado mais duro do que a dentina, pelo que o esmalte tem maior resistência ao desgaste, tornando-o adequado para triturar e esmagar alimentos, enquanto a dentina tem maior resistência à força, tornando-a adequada para absorver as forças de mordida. As diferentes funções mecânicas do esmalte e da dentina podem resultar das suas diferentes composições e estruturas internas (Chun *et al.*, 2014).

Ao contrário de outros tecidos calcificados, como a dentina e o osso, não existem células vivas no esmalte maduro (Chen *et al.*, 2006), e contém oligoelementos que incluem (cobalto, chumbo, níquel, titânio, selénio, crómio, manganês, ferro, alumínio) que influenciam as propriedades físicas e químicas do esmalte dentário (Ghadimi *et al.,* 2013).

O esmalte é segregado pelos ameloblastos (células do germe dentário embrionário que produzem o esmalte) (Rozzi, 1998). São reconhecidas duas fases principais da formação do esmalte (secreção e maturação). O esmalte é inicialmente formado como uma matriz extracelular macia e rica em proteínas, que é essencial para a formação do esmalte. Na fase de secreção, o esmalte dos dentes em desenvolvimento contém >30 % de proteína; durante a formação e maturação do esmalte, a matriz é removida quase completamente por degradação enzimática por proteases, resultando num endurecimento do esmalte e na deposição extensiva de minerais à base de cálcio (McKee *et al.* 2013).

O estado mineralizado final do esmalte maduro é crítico para resistir à abrasão mecânica e ao ataque químico (dietético ou bacteriano) (McKee *et al.* 2013).

Os ameloblastos são um tipo de célula específico do dente, que segrega três proteínas matriciais específicas do esmalte: amelogenina, ameloblastina e enamelina. Estas proteínas da matriz são expressas pelos ameloblastos na fase secretora e são fundamentais para a biomineralização normal do esmalte. Após a expansão da matriz do esmalte até às suas dimensões finais, os ameloblastos do estádio secretor passam por uma transição para o estádio de maturação que altera a sua expressão de proteínas matriciais (Simmer *et al.,* 2010).

O esmalte é produzido inteiramente antes da erupção do dente (Hubbard e Kon, 2002), e é formado exclusivamente durante a amelogénese. Até à data, não se conhece nenhum processo biológico que regenere o esmalte destruído ou degradado (Laheij *et al.,* 2010).

Assim, quando um dente irrompe, não está totalmente mineralizado. Para mineralizar completamente o dente, o cálcio, o fósforo e os iões de flúor são absorvidos pela saliva para adicionar uma camada de 10 inn a 100 inn de esmalte ao longo do tempo (Robinson, 1998).

1.1.1 Estrutura e composição do esmalte

O esmalte dentário maduro é uma estrutura complexa constituída principalmente por minerais inorgânicos (96%) e uma pequena fração de material orgânico e água (4%) e não contém células nem colagénio (Reitznerova *et al.,* 2000; Glauche, 2011; e Hsu *et al.*, 2011).

1.1.1.1 Componente inorgânico do esmalte humano

O esmalte dentário é uma rede cristalina composta por vários minerais, cujo principal componente é um mineral complexo de fosfato de cálcio denominado hidroxiapatite (Eisenburger, 2009; Torres *et al.*, 2010; Tedesco *et al.*, 2012; Apa *et al.,* 2017) e cuja unidade repetitiva mais pequena pode ser expressa pela fórmula $Ca_{10}(PO_4)_6(OH)_2$ (Hong *et al.,* 2006).

O esmalte é composto principalmente por materiais inorgânicos (hidroxiapatite): Cerca de 95% a 98% é constituído por iões de cálcio e fosfato que formam fortes cristais de hidroxiapatite (Avery, 2002). O cálcio e o fosfato estão presentes nos cristais de hidroxiapatite, constituindo o principal bloco de construção do tecido duro dentário.

As alterações no rácio cálcio/fosfato indicam alterações nos componentes inorgânicos da hidroxiapatite (Tezel e Kemaloglu, 2012).

É importante compreender que o esmalte é essencialmente uma estrutura porosa, permitindo a difusão de iões no seu interior (Kidd, 2005). Assim, estes espaços minúsculos contribuem para a permeabilidade do esmalte, o que permite o movimento de fluidos e a difusão, mas também causam variações na densidade e dureza do dente, o que pode criar pontos que são mais propensos à desmineralização (a perda de iões de cálcio e fosfato) quando o pH oral se torna demasiado ácido e desce abaixo de 5,5, na desmineralização, a estrutura cristalina diminui de tamanho, enquanto os poros aumentam (Simmer e Hu, 2001).

De facto, a composição da rede de hidroxiapatite pode variar ao longo do tempo, afectando marcadamente a sua estrutura, o que pode acontecer de diferentes formas, de acordo com Kidd (2005):

- A estrutura cristalina tem a capacidade de substituir outras espécies iónicas de tamanho e carga adequados. Assim, dentro da rede, o cálcio pode ser trocado por iões de rádio, estrôncio, chumbo e hidrogénio, enquanto o grupo fosfato pode ser trocado por iões carbonato e os iões hidroxilo por iões fluoreto.
- O sódio, o magnésio e o carbonato podem ser substituídos ou absorvidos na superfície do cristal.
- Também é possível que parte da rede se perca (desmineralizada) sem que todo o cristal se desintegre.

1.1.1.2 Componente orgânico do esmalte humano

A componente orgânica do esmalte maduro é constituída por 60% de proteínas e 40% de lípidos (Girija e Stephen, 2003). As proteínas do esmalte são proteínas não colagénicas fosforiladas: amelogenina, enamelina, amelina e ameloblasina (Cerny *et al.*, 1996; Hu *et al.*, 2000; Simmer e Hu, 2001). Estas proteínas não estão associadas à estrutura cristalográfica dos dentes maduros (Eimar *et al.*, 2012).

A expressão da enamelina é específica dos ameloblastos e é essencial para a integridade dos ameloblastos e para a formação do esmalte (Hu *et al.,* 2014), e tem uma elevada afinidade para ligar cristais de hidroxiapatite (Fincham *et al.,* 1999). O esmalte imaturo contém quantidades mais elevadas de proteínas que têm um papel importante no desenvolvimento do esmalte; à medida que o esmalte amadurece, a quantidade total de proteínas diminui (Fattibene e Callens, 2010).

1.1.2 Dureza do esmalte dentário

A dureza do esmalte dentário tem sido amplamente investigada para avaliar outras propriedades do dente, tais como a desmineralização do esmalte, a suscetibilidade à cárie, a resistência ao desgaste e a propagação de fissuras (Maupome *et al.*, 1999; Buchalla *et al.,* 2008; Honorio *et al.,* 2010).

Foi observado que os dentes com um perfil de dureza mais baixo são mais susceptíveis à desmineralização e mais propensos a desenvolver cáries e fissuras no esmalte. A dureza do esmalte varia entre diferentes indivíduos e entre diferentes dentes dentro do mesmo indivíduo. Tem sido postulado que a idade, a orientação do prisma, o tamanho do cristal, a cristalinidade, o conteúdo da matriz orgânica, o conteúdo de água e o conteúdo de carbonato inorgânico também podem ter um efeito na dureza do esmalte (Kielbassa *et al.*, 1999; Baldassarri *et al.*, 2008).

2.3 Fluoreto

2.3.1 Ocorrência de fluoreto

O fluoreto é um elemento químico que se encontra mais frequentemente nas águas subterrâneas devido à meteorização e lixiviação de minerais contendo fluoreto das rochas e sedimentos. Não é produzido no corpo humano. O flúor representa cerca de 0,3gm/kg da crosta terrestre e, por ser altamente reativo, nunca é encontrado na sua forma gasosa elementar, mas apenas na forma combinada. Cerca de 96% do flúor encontra-se nos ossos e nos dentes (Peter, 2009). Quando ingerido em pequenas quantidades (<0,5 mg/L ou 0,7ppm), o flúor é benéfico para os dentes, reduzindo a cárie dentária (Beltran-Aguilar *et al.*, 2010). A exposição ao flúor em humanos é determinada pela concentração de flúor na água potável, duração do consumo e clima da área (Jha *et al.*, 2013).

2.3.2 Como funciona o flúor

O flúor protege os dentes de duas formas: sistémica e tópica" (Tinanoff, 2009).

Os fluoretos sistémicos incluem os que se destinam a ser ingeridos. Esses fluoretos ingeridos são incorporados nas estruturas dentárias durante a formação do dente, antes da erupção. Este flúor converte a hidroxiapatite em fluorapatite e torna o dente mais resistente à cárie (Norman *et al.,* 2008).

A ação tópica do flúor é proporcionada pelo flúor na placa bacteriana e na saliva, o que aumenta a remineralização, além de reformar o cristal de esmalte que contém mais flúor e tem maior resistência aos ácidos. Adicionalmente, o flúor na placa bacteriana reduz a produção de ácido dos organismos da placa dentária (Norman *et al.,* 2008).

É aceite que o efeito sistémico é menos eficaz do que o efeito tópico, no entanto, existem provas de um efeito sistémico (Singh *et al.,* 2003; Newbrun, 2004; e Singh e Spencer, 2004).

2.3.3 O papel do flúor no processo de cárie

O flúor tem um papel importante na prevenção de cáries (Tavassoli- Hojjati *et al.,* 2012).

O efeito do flúor na cárie é principalmente uma ação tópica na superfície do dente na cavidade oral (Stephan, 1999; Featherstone, 2000; Marinho, 2008). Vários estudos, de acordo com Nordstrom, (2011) mostraram que o flúor exerce os seus efeitos cariostáticos através da fase líquida que envolve o esmalte.

O seu mecanismo de ação baseia-se em três princípios:

1) Inibição da desmineralização.
2) Melhorar a remineralização.
3) Inibição do metabolismo bacteriano.

2.3.4 Redução da desmineralização e aumento da remineralização

Foi estabelecido que a hidroxiapatite começa a dissolver-se quando o pH desce abaixo de 5,5, e a fluorapatite começa a dissolver-se quando o pH desce abaixo de 4,5. Se o pH do biofilme for inferior a 5,5 mas superior a cerca de 4,5 e o flúor estiver disponível em baixas concentrações, forma-se fluor-hidroxiapatite nas camadas superficiais do esmalte, mesmo que a hidroxiapatite se dissolva no esmalte subsuperficial. Quando o pH oral normaliza após um ataque ácido e volta a subir acima de 5,5, o flúor aumenta a remineralização do esmalte e da dentina. Se o flúor já não estiver disponível, o ambiente oral começa a favorecer a desmineralização em todos os níveis de pH abaixo de 5,5. (Ellwood *et al.*,2008).

Por outras palavras, o flúor pode prevenir a cárie com propriedades preventivas primárias e secundárias. Por definição, a prevenção primária precede o aparecimento da doença para que esta seja evitada. Um exemplo de prevenção primária é o consumo regular de água fluoretada, que proporciona uma exposição tópica adequada ao flúor para prevenir as cáries dentárias. A prevenção secundária envolve a identificação precoce da cárie para que esta possa ser travada ou revertida. Um exemplo é o verniz de flúor aplicado a lesões de manchas brancas, que são as manchas brancas e calcárias nas margens gengivais que são a primeira evidência visível de cárie (Lewis, 2014).

A terapia com flúor é frequentemente utilizada para promover a remineralização artificial. Isto produz uma fluorapatite mais forte e mais resistente aos ácidos, em vez da hidroxilapatite natural. Alguns estudos demonstraram que o tratamento com pastas dentífricas contendo flúor ajuda a proteger o esmalte do amolecimento da superfície mediado por ácido e promove a dureza após ataque erosivo (Barlow *et al.*, 2009; Fowler *et al.*, 2009).

Estudos *in vitro* e *in situ* sugerem que concentrações elevadas de fluoreto tópico são capazes de limitar o progresso da erosão e aumentar a remineralização (Fowler *et al.*, 2006; Newby *et al.*, 2006).

2.3.5 Métodos de aplicação de fluoreto

Existem dois tipos de aplicação de flúor que incluem o flúor sisté mico e o flúor tópico (American Dental Association, 2005).

2.3.5.1 Tipos de fluoreto sistémico

Existem muitos tipos de fluoreto sistémico que incluem água fluoretada, suplementos dietéticos de fluoreto sob a forma de comprimidos ou gotas e fluoreto presente nos alimentos e bebidas (ADA, 2005).

2.3.5.1.1 Fluoretação da água na comunidade

Praticamente toda a água contém algum nível de fluoreto, que ocorre naturalmente
(Norman *et al.*, 2008), mas o nível de fluoreto na água apresenta variações geográficas (Shaharuddin *et al.*, 2009; Firempong *et al.*, 2013).

A fluoretação da água é um dos métodos mais comuns de administração de fluoreto. Apresenta um custo mais baixo e um longo alcance. A concentração recomendada varia entre 0,7 e 1,2 ppm (Sampaio *et al.*, 2010; Sampaio e Levy, 2011) e é um veículo eficiente para fornecer uma baixa concentração de flúor em alta frequência; ao longo do dia (Kumar e Moss, 2008).

A fluoretação da água comunitária reduz a cárie dentária de duas formas: Sistémica e Topicamente (ADA, 2005). Além disso, com a fluoretação da água da comunidade, os dentes são expostos ao flúor durante todo o dia, e não apenas algumas vezes quando as pessoas escovam os dentes (Norman *et al.*, 2008).

2.3.5.1.2 Suplemento dietético de flúor

Os suplementos dietéticos de flúor, sob a forma de comprimidos ou gotas, destinam-se a compensar a água potável deficiente em flúor. A maioria dos suplementos contém fluoreto de sódio (Center for Disease Control and prevention, 2001-b). Para maximizar o efeito tópico, os suplementos devem ser mastigados ou chupados durante 1-2 minutos antes de serem engolidos (Rozier *et al.,* 2010).

O efeito sistémico dos suplementos de flúor é inconsistente, e os relatórios de investigação indicam que os suplementos tomados após a erupção dos dentes reduzem a experiência de cárie (CDC, 2001-b).

O profissional de saúde deve avaliar a adesão dos pais ou cuidadores e dos pacientes à prevenção da fluorose dentária (Rozier *et al,* 2010), que pode resultar em manchas castanhas e/ou pitting nos dentes permanentes (Paint Brush Hills Metropolitan District, 2017).

O esquema de dosagem de fluoreto suplementar recomendado é o seguinte na Tabela (2.1) De acordo com o esquema de suplemento de fluoreto dietético que foi aprovado pela ADA, (2014).

Tabela (2.1): Esquema de dosagem de flúor (ADA, 2014)

Idade da criança	Concentração de fluoreto na água inferior a 0,3 ppm	0,3 ppm a 0,6 ppm de concentração de fluoreto na água	Concentração de fluoreto na água superior a 0,6 ppm
Nascimento a 6 meses	0	0	0
6 meses a 3 anos	0,25 mg	0	0
3 a 6 anos	0,5 mg	0,25 mg	0
6 a 16 anos	Imagem	0,5 mg	0

2.3.5.2 Tipos de fluoreto tópico

Existem muitos tipos de flúor tópico que não se destinam a ser ingeridos, incluindo pastas dentífricas, enxaguantes bucais e espumas, géis e vernizes de flúor aplicados profissionalmente (ADA, 2005).

2.3.5.2.1 Pasta de dentes com flúor

A escovagem duas vezes por dia é uma recomendação razoável (CDC, 2001 - b), e porque a ingestão de pasta dentífrica com flúor por crianças pequenas pode colocar as crianças pequenas em risco de fluorose do esmalte (Aimee *et al.,*2016).

O Conselho da ADA (2014) recomenda o seguinte:

i. Para as crianças com menos de 3 anos, os prestadores de cuidados devem começar a escovar os dentes das crianças assim que começam a entrar na boca, utilizando pasta dentífrica com flúor numa quantidade não superior a uma mancha ou ao tamanho de um grão de arroz.

ii. Para as crianças dos 3 aos 6 anos de idade, os prestadores de cuidados não devem dispensar mais do que uma quantidade de pasta dentífrica com flúor do tamanho de uma ervilha. Supervisionar a escovagem das crianças para minimizar a deglutição da pasta dentífrica.

2.3.5.2.2 Bochechos com flúor

O elixir bucal com flúor é uma solução concentrada para enxaguamento diário ou semanal. O composto de fluoreto mais comum utilizado nos elixires bucais é o sódio fluoreto. Está disponível uma solução de fluoreto de sódio a 0,05% (230 ppm de fluoreto) para bochechos diários em pessoas com mais de 6 anos de idade, ou uma solução de fluoreto de sódio a 0,2% (920 ppm de fluoreto) para um programa de bochechos semanais supervisionado nas escolas (CDC, 2001-b).

2.3.5.2.3 Gel e espuma de flúor

O gel e a espuma de fluoreto incluem gel de fluoreto de fosfato acidulado (1,23% [12.300ppm] de fluoreto), gel ou espuma de fluoreto de sódio (0,9% [9.050ppm] de fluoreto) e gel autoaplicável de fluoreto de sódio (0,5% [5.000ppm] de fluoreto) ou fluoreto estanoso (0,15% [1.000ppm] de fluoreto) (ADA, 2006). O tempo recomendado para cada aplicação é de 4 minutos (Newbrun, 2001) e como a aplicação não é frequente, mesmo em pacientes com menos de 6 anos, o risco de fluorose do esmalte é menor (CDC, 2001-b).

2.3.5.2.4 Verniz com flúor

O verniz com flúor mantém uma elevada concentração de flúor em contacto direto com os dentes durante muitas horas (CDC, 2001-b). Os vernizes de flúor estão disponíveis na forma de fluoreto de sódio (2,26% [22, 600ppm] de flúor). Não há risco conhecido de fluorose com o uso de verniz fluoretado aplicado profissionalmente (ADA, 2006).

2.4 Pasta de dentes

A pasta de dentes é um produto importante na higiene dentária da sociedade e é um produto de higiene oral diária, cuja composição química está constantemente a mudar devido à concorrência do fabricante (Maldupa *et al.,* 2012).

No entanto, nem todos os cremes dentais são criados iguais a maioria, se não todos, os cremes dentais contêm quatro componentes principais: Fluoretos, abrasivos, antibacterianos e aromatizantes (Williams, 2010).

O primeiro, e um dos aniões mais presentes em muitos tipos de pasta de dentes, é o flúor. É bem conhecido pela sua capacidade de prevenir a cárie dentária. O flúor actua de duas formas. A primeira é reduzindo a capacidade das bactérias de produzir ácidos que contribuem para a cárie dentária. A segunda é ajudando na remineralização dos dentes que foram atacados por ácidos bacterianos. A remineralização pode ajudar a reparar o esmalte dos dentes e a controlar a gengivite (Field, 2008).

A pasta de dentes com flúor foi introduzida nos países industrializados no final dos anos 60 e é atualmente o veículo mais comum de administração de flúor na cavidade oral (Twetman *et al.*, 2004).

2.4.1 Ingredientes da pasta de dentes

As pastas de dentes contêm ingredientes activos ou aditivos que desempenham funções específicas. Esses aditivos são abrasivos, fluoretos, agentes dessensibilizantes, agentes antiplaca e ingredientes antitártaro (Ciancio, 1995).

Entre os abrasivos presentes nas pastas de dentes encontram-se a sílica hidratada, a alumina e o pirofosfato de cálcio, que são considerados inactivos. Isto compara-se com outros abrasivos que têm alguma atividade química na promoção da saúde dentária para além da remoção da placa bacteriana e das manchas (Sullivan *et al.*, 2001).

As pastas de dentes também contêm ingredientes não activos que incluem detergentes, humectantes, espessantes, conservantes, agentes aromatizantes, edulcorantes e corantes (Sheen *et al.*, 2001; Davis, 2004).

- Os detergentes são utilizados para facilitar a distribuição da pasta na boca, diminuindo a tensão superficial e ajudando a soltar a placa bacteriana e outros detritos da superfície do dente (Kidd, 2005). Também é responsável pela ação espumante das pastas dentífricas. O lauril sulfato de sódio e a cocoamidopropil-betaína são os detergentes mais utilizados nas pastas dentífricas (Chahine *et al.*, 1997).
- Os humectantes proporcionam a textura da pasta de dentes e ajudam-na a manter a sua humidade. Alguns humectantes comuns nas pastas dentífricas são a glicerina, o sorbitol, o xilitol e a água também é um humectante (Davies *et al.*, 2004).
- Os espessantes são adicionados a uma pasta de dentes para dar corpo à pasta. Alguns espessantes são a carragenina e a goma xantana (Davies *et al.*, 2004).
- Os conservantes impedem o crescimento de micróbios na pasta de dentes. Alguns conservantes comuns utilizados nas pastas de dentes são o metilparabeno e o benzoato de sódio
(Davies *et al.*, 2004).
- Os agentes aromatizantes são adicionados para melhorar o sabor das pastas dentífricas. Podem variar de sabores mentolados a sabores frutados (Davies *et al.*, 2004), agentes aromatizantes como óleos aromáticos que incluem (hortelã-pimenta, hortelã, canela e verde-inverno) e mentol (Kidd, 2005).
- Os edulcorantes também melhoram o sabor da pasta de dentes. A maioria dos edulcorantes das pastas dentífricas são artificiais e não podem ser utilizados por bactérias cariogénicas. As pastas dentífricas também contêm agentes ligantes que incluem alginato, gomas ou derivados de celulose, como a carboximetilcelulose e a hidroxietilcelulose, que são utilizados para evitar a separação dos ingredientes sólidos e líquidos durante o armazenamento e a conservação. Os corantes são adicionados para tornar o produto atrativo (Kidd, 2005).

2.4.2 Classificação da pasta de dentes

Existe uma classificação estabelecida para as pastas de dentes com base em determinadas caraterísticas dos ingredientes activos:

1. Pasta de dentes para prevenção e tratamento de cáries

Os dentífricos utilizados como fonte local de flúor têm a melhor capacidade de inibir o desenvolvimento de cáries (Marinho *et al.*, 2004) proporcionando a remineralização do esmalte (Gonzalez-Cabezas, 2010). As pastas dentífricas com flúor são reconhecidas como a melhor fonte de flúor, que protege mais eficazmente os dentes decíduos e os dentes permanentes das cáries (Marinho *et al.*, 2004).

2. Pasta dentífrica para prevenção e tratamento de doenças periodontais

A causa da gengivite e da periodontite são as bactérias presentes na placa dentária. Assim, existem duas regras principais para a prevenção destas doenças (Lin *et al.*, 2010):

1) Remover a placa bacteriana regularmente, evitando assim o crescimento de bactérias no biofilme.
2) Impedem o crescimento de bactérias, inibindo assim a formação de placa bacteriana e tártaro.

A primeira regra é assegurada por uma limpeza mecânica dos dentes, mas para evitar o crescimento bacteriano ou inibir o crescimento de germes na cavidade oral, os fabricantes adicionam várias substâncias anti-sépticas e antibacterianas à pasta de dentes - Triclosan, Clorexidina, Peróxido de Hidrogénio, Bicarbonato de Sódio, Iodo Povidona e Citrato de Zinco.

3. pasta de dentes para tratamento de dentes sensíveis

As pastas de dentes que contêm soro de potássio mantêm um nível extracelular elevado de iões de potássio, impedindo assim a repolarização da membrana das células nervosas e inibindo a transmissão de impulsos sem causar alterações na polpa (Bartold, 2006).

4. Pasta de dentes branqueadora e branqueadora

O seu principal objetivo é a remoção da placa bacteriana, quer mecânica quer quimicamente (Joiner, 2010). No entanto, em algumas pastas de dentes, são adicionados químicos que proporcionam um efeito branqueador (Baig *et al.*, 2005; Davies *et al.*, 2010) .

5. Pasta de dentes para fins específicos

Este tipo de pastas dentífricas utilizadas no tratamento de condições específicas, por exemplo, as que contêm azeite, betaína e xilitol podem estimular a secreção salivar quando em repouso, aumentando assim a taxa basal de secreção salivar (Ship *et al.*, 2007). O outro exemplo de pastas dentífricas que afirmam resolver problemas específicos, são os produtos antivirais, que fornecem respostas imunitárias naturais, antivirais e também inibem a penetração e o crescimento de bactérias patogénicas (Silin *et al.*, 2009; Denisov *et al.*, 2010). Também as pastas dentífricas com formulações anti-erosivas reduziram a erosão da dentina, especialmente sob condições erosivas extrínsecas (Aykut-Yetkiner *et al.*, 2014).

2.5 Saliva natural

A saliva é o fator biológico mais importante que afecta a progressão da erosão dentária. O conhecimento dos seus componentes e propriedades envolvidos neste papel protetor pode conduzir ao desenvolvimento de medidas preventivas destinadas a aumentar os seus efeitos benéficos conhecidos. Várias caraterísticas e propriedades da saliva desempenham um papel importante na erosão dentária (Hara *et al.*, 2006-a).

A saliva forma um reservatório químico de iões de cálcio e fosfato que não consegue evitar alterações estruturais locais irreversíveis na camada de 700 nanómetros de apatite do esmalte repetidamente exposta a agentes ácidos (Wang *et al.*, 2011).

De acordo com Wang *et al.*, (2011), existem vários mecanismos que podem estar envolvidos na proteção da saliva contra a erosão dentária, incluindo

(i) A saliva actua diretamente sobre o próprio agente erosivo, diluindo, limpando, neutralizando e tamponando os ácidos.
(ii) Os componentes orgânicos da saliva podem formar uma fina película protetora (película) na superfície do esmalte, que actua como uma barreira de difusão, impedindo o contacto direto entre os ácidos e a superfície do dente e afectando assim a taxa de dissolução do tecido duro dentário.
(iii) Devido ao conteúdo de iões de cálcio e fosfato, a saliva serve de reservatório natural para o crescimento da apatite e/ou para a nucleação de novos nanocristais.
(iv) A saliva também contém uma variedade de proteínas responsáveis pela função de lubrificação e pela formação da película adquirida, que diminui o contacto direto dos ácidos com a superfície do dente (Hannig e Joiner, 2006; Brevik *et al.*, 2013).

1.1.1 Como é que a saliva artificial difere da saliva natural?

A saliva artificial não é um substituto perfeito para a saliva natural, que é complexa física e quimicamente. Embora mais de 99% da saliva seja água, a saliva também contém agentes tampão, enzimas e minerais que mantêm os dentes fortes e desempenham um papel crucial na manutenção de uma boca saudável (ADA, 2007). A saliva artificial contém tipicamente uma mistura de agentes tamponantes, derivados de celulose (para aumentar a pegajosidade e a capacidade de humedecimento) e agentes aromatizantes (como o sorbitol), no entanto, não contém as enzimas digestivas e antibacterianas e outras proteínas ou minerais presentes na saliva real (ADA, 2007) enquanto a saliva humana é um fluido produzido pelas glândulas salivares maiores e menores, é composta principalmente por água e outros componentes, incluindo proteínas, péptidos, hormonas, lípidos, açúcares e iões (Vitorino *et al.* 2012) considerada ideal para estudos erosivos. No entanto, quando fora do ambiente oral, a saliva humana pode sofrer alterações na sua composição, resultando numa diminuição da sua capacidade protetora (Hall *et al.,* 1999). Para além disso, existem limitações e dificuldades na utilização da saliva natural, como o facto de ser demorada a sua recolha e de se decompor rapidamente (Schipper *et al.*, 2007).

2.6 Refrigerantes

Os refrigerantes são bebidas não alcoólicas, geralmente contendo um agente aromatizante e água. Muitas destas bebidas são adoçadas com a adição de açúcar. Podem também conter ingredientes como cafeína e sumo de fruta. A Associação Britânica de Refrigerantes (BSDA) afirma que os refrigerantes são vistos como bebidas carbonatadas, sumos de fruta, batidos e águas engarrafadas, incluindo bebidas desportivas e energéticas (BSDA, 2014) e são normalmente preparados comercialmente e vendidos em garrafas ou latas (Lussi *et al.*, 2004-b).

50, o termo "refrigerantes" refere-se a todos os tipos de bebidas, exceto as alcoólicas, com ou sem gás (Navarro *et al.*, 2011). Estas bebidas podem ser constituídas por vários tipos de ácidos, que reduzem o pH da cavidade oral. Alguns destes ácidos são o ácido tartárico, o ácido lático, o ácido maleico e o ácido fosfórico (Imfeld, 1996; von e Rogers, 2005; e Tahmassebi *et al.*, 2006).

O pH crítico para a desmineralização do esmalte é de 5,5 e a maioria dos refrigerantes disponíveis no mercado tem valores de pH inferiores a 4 (Meurman e ten Cate, 1996). Para além do seu baixo pH, os refrigerantes contêm várias concentrações de glucose, frutose e sacarose, que são utilizadas para os adoçar. In vivo, esses açúcares são metabolizados por bactérias para criar ácido e podem levar à desmineralização (Kaplowitz, 2011).

Os efeitos destas bebidas nos tecidos duros dentários têm sido amplamente estudados nos últimos anos. Numerosas investigações experimentais e clínicas mostraram que a erosão dentária sob a forma de perda de tecido de esmalte e dentina pode ser causada por refrigerantes carbonatados (Kitchens e Owens, 2007), sumos de fruta (Willershausen *et al.*, 2008; Zandim *et al.*, 2008; Ren *et al.*, 2009), bebidas desportivas (Coombes, 2005; Rees *et al.*, 2005), os refrigerantes ácidos que têm um efeito adverso nas estruturas dentárias e podem deteriorar a saúde oral (Omid Khoda *et al.*, 2012).

Em resumo, pode dizer-se que os refrigerantes têm muitos problemas potenciais para a saúde. Os ácidos e açúcares inerentes têm potencial acidogénico e cariogénico, resultando em cáries dentárias e potencial erosão do esmalte (Dugmoreand Rock, 2004; Luo *et al.*, 2005; Brown *et al.*, 2007; Ulusoy *et al.*, 2009; The American Academy of Pediatrics, 2017; Ugur *et al.*, 2017).

2.7 Erosão dentária

A erosão dentária ocorre devido a ácidos ou quelantes (Rajendran, 2009) e refere-se a uma perda progressiva de tecido dentário devido a processos químicos sem o envolvimento de bactérias (Almeidae *et al.*, 2011). Trata-se, portanto, de um processo destrutivo que torna a superfície dentária hipomineralizada (Mahoney e Kilpatrick, 2003; Kargul e Bakkal, 2009).

A prevalência da erosão dentária tem aumentado significativamente nas últimas décadas (Bartlett, 2009; e Dilip *et al.*, 2017) e é amplamente reconhecida como um problema comum entre crianças, adolescentes e adultos (Johansson *et al.*, 2012), mas é uma condição prevalente mais comumente em adolescentes (Ana *et al.*, 2017) e é definida como a perda crónica, localizada e indolor do tecido dentário duro (Litonjua *et al.*, 2003). Os ácidos da dieta são considerados os fatores mais importantes que causam a erosão dentária a nível populacional (Barbour *et al.*, 2011) e o consumo de bebidas ácidas carbonatadas é o principal fator etiológico da erosão dentária (Haghgoo *et al.*, 2011).

O potencial erosivo de uma bebida depende do seu valor de pH, da acidez titulável, do tipo e da concentração dos ácidos presentes (Rahim *et al.*, 2014).

2.7.1 Classificação da erosão dentária

A erosão pode ser classificada de acordo com a fonte de ácido, que pode ser extrínseca ou intrínseca, sendo que as fontes extrínsecas de ácido provêm principalmente da dieta. As fontes intrínsecas de ácido podem ocorrer principalmente devido a vómitos crónicos, distúrbios alimentares e doença do refluxo gastroesofágico (Aranha *et al.*, 2008).

2.7.2 Fisiopatologia da erosão dentária

A interação dos ácidos com o esmalte leva à dissolução dos cristais de hidroxiapatita (Hannig *et al.*, 2010) da superfície do esmalte que, subsequentemente, são dissolvidos em cálcio e fosfato e iões hidroxilo (Jandt, 2006; Nehad *et al.*, 2017). Durante esta dissolução, ocorre um amolecimento do esmalte (Finke *et al.*, 2001). O tratamento prolongado do esmalte com ácido e, por conseguinte, um processo contínuo de erosão levam à perda maciça de material de esmalte (Ganss *et al.*, 2000; Heurich *et al.*,2010).

2.7.3 Factores que afectam a erosão dentária

A erosão é uma condição dentária multifatorial (Almeidae *et al.*, 2011). A interação de muitos factores influencia a ocorrência da erosão dentária, incluindo factores relacionados com o doente e com a dieta (Lussi e Jaeggi, 2008): - ***Os factores biológicos*** que contribuem para a erosão, como a saliva, a película dentária adquirida, a estrutura dentária e o posicionamento na cavidade oral, são factores biológicos de grande importância no desenvolvimento da erosão (Hara *et al.*, 2006-b).

- ***Os factores químicos***, que incluem o valor do pH dos refrigerantes, juntamente com o conteúdo de cálcio, fosfato e flúor de uma bebida ou alimento, são factores importantes para explicar o ataque erosivo (Lussi e Jaeggi, 2006). O valor do pH das bebidas deve ser mais importante quando um grande volume de ácido está presente na cavidade oral. No entanto, a capacidade tampão desempenha um papel mais importante quando as bebidas permanecem na cavidade oral durante longos períodos. Quanto maior for a capacidade tampão das bebidas, maior será o tempo necessário para que a saliva neutralize o ácido, o que melhora o processo de dissolução dos minerais. Para além disso, o tipo de ácido influencia significativamente o processo de dissolução (West *et al.*, 2001).
- ***Os factores comportamentais*** desempenham um papel na modificação da extensão da erosão dentária. A forma como os ácidos da dieta são introduzidos na boca (engolir, bebericar, usar uma palhinha) irá afetar o tempo que os dentes estão em contacto com o desafio erosivo. A frequência e a duração da exposição a um agente erosivo são de extrema importância.
  A exposição nocturna pode ser particularmente destrutiva devido à ausência de fluxo salivar. Além disso, um estilo de vida saudável pode contribuir para a erosão dentária devido a um aumento dos sucos ácidos através do consumo alimentar e da escovagem frequente dos dentes (Zero e Lussi 2006).

Por fim, as tentativas de prevenção da erosão têm-se centrado no aumento da remineralização ou na prevenção da desmineralização da estrutura dentária (Murakami *et al.*, 2009; Yu *et al.*, 2010).

2.7.4 Aspeto clínico da erosão dentária

As lesões de erosão ocorrem normalmente nas superfícies lisas (facial, lingual e palatina), oclusais ou incisais dos dentes. Isto leva a que a superfície do esmalte tenha um aspeto sedoso e vidrado, com perdas e sulcos de desenvolvimento (Bartlett, 2005). Em doentes com erosão dentária grave, o esmalte pode ser completamente removido. Isto leva à exposição da dentina, deixando o dente propenso à sensibilidade e a um maior desgaste mecânico. O desgaste dentário avançado não controlado pode, em última análise, levar à exposição pulpar e à necessidade de tratamento do canal radicular ou extração (Lussi *et al.*, 2006; Bartlett, 2007; Wiegand e Attin, 2007; Larson, 2009).

2.7.5 Métodos de controlo da erosão

Tem o potencial de impactar substancialmente a dentição, devido à sua natureza cumulativa e progressiva (Okunseri *et al.*, 2011), uma vez que estão associadas a hábitos ou estilo de vida, e dependendo de factores nutricionais, médicos, psicológicos e profissionais, que predispõe o indivíduo à erosão dentária (Serra *et al.*, 2009). As lesões erosivas requerem frequentemente tratamentos preventivos e restauradores (Young *et al.*, 2008). Claramente, a forma mais eficaz de prevenir a erosão é eliminar os factores etiológicos, sejam eles de origem intrínseca, extrínseca ou uma combinação dos dois. É essencial uma revisão cuidadosa da história clínica do doente e dos factores predisponentes dietéticos/comportamentais (Wiegand e Attin 2003). A avaliação da função das glândulas salivares dos pacientes também é importante, devido à forte associação entre a diminuição do fluxo salivar e a suscetibilidade ao desgaste erosivo dos dentes (Zero e Lussi, 2005).

As recomendações mais comuns para os doentes, de acordo com Zero e Lussi (2005), são as seguintes

- Encaminhar os doentes ou aconselhá-los a procurar cuidados médicos adequados quando estão envolvidos factores intrínsecos, como a anorexia/bulimia ou a doença do refluxo gastro-esofágico.
- Reduzir ou eliminar a exposição frequente a refrigerantes e sumos ácidos.
- Evitar hábitos indutores de erosão, tais como bebericar, engolir ou segurar bebidas na boca e beber com uma palhinha, assegurando que o fluxo não se dirige diretamente a uma superfície dentária individual (se forem consumidas bebidas ácidas).
- Utilizar um enxaguamento remineralizante neutralizante com flúor, uma solução de bicarbonato de sódio, leite ou alimentos como queijo ou iogurte sem açúcar após uma exposição erosiva.
- Evitar a escovagem dos dentes imediatamente antes de um desafio erosivo (vómitos, consumo de bebidas ácidas). Tal como referido anteriormente, a película adquirida fornece proteção contra a erosão e a escovagem dos dentes, especialmente com pasta dentífrica altamente abrasiva (branqueadora), irá remover a película (Lussi *et al.*, 2004-a). Preferir lavar a boca com água do que escová-la imediatamente após um desafio erosivo.
- Evitar escovar os dentes imediatamente após um desafio erosivo. O esmalte permanece amolecido e suscetível ao desgaste mecânico dos dentes (abrasão, atrito) durante pelo menos uma hora após um desafio erosivo (Jaeggi e Lussi 1999; Attin *et al.*, 2001).
- Utilizar uma escova de dentes macia e um dentífrico de baixa abrasão para minimizar qualquer desgaste adicional dos dentes (Imfeld 1996).

- Evitar os dentífricos com um pH baixo (Wiegand *et al.*, 2004).

2.8 Rugosidade da superfície

A rugosidade da superfície é uma propriedade muito importante na estética, (Samra *et al.*, 2008), e é a irregularidade mais fina das texturas de superfície que são inerentes aos materiais ou ao processo de produção (Taylor *et al.*, 2006).

Isto cria a necessidade de uma ferramenta quantitativa adequada para uma avaliação exacta dessa rugosidade. Uma ferramenta, especialmente preparada para este tipo de avaliação, é um perfilómetro, que é um método amplamente aceite para avaliar as condições da superfície. É um método comum para analisar a configuração da superfície e envolve uma abordagem não invasiva.

Além disso, neste sistema, a rugosidade global é especificada por um valor médio métrico, o que permite uma avaliação estatística (Rao *et al.*, 2011).

Para padronizar, os espécimes foram lixados e polidos, eliminando as variações naturais da superfície do esmalte (Hughes *et al.*, 2002; Hunter *et al.*, 2003; e Lippert *et al.*, 2004).

2.8.1 Formas típicas de obtenção da rugosidade da superfície

De acordo com os dados técnicos, (1994) incluem três vias:

1. Rugosidade média aritmética (Ra)

A média aritmética das alturas das superfícies é medida em micrómetros (Al-Hiyasat *et al.*,1998; Demriel *et al.*, 2005; Kamala e Annapurni, 2006; Kukiattrakoon *et al.*, 2011).

Uma secção de comprimento padrão é amostrada a partir da linha média no gráfico de rugosidade. A linha média corre na direção do eixo X e a ampliação é o eixo Y (Aneta *et al.*, 2016).

2. Vale de pico máximo (Ry)

Uma secção de comprimento padrão é amostrada a partir da linha média no gráfico de rugosidade. A distância entre os picos e os vales da linha amostrada é medida na direção y. O valor é expresso em micrómetros (^m).

3. Rugosidade média em dez pontos (Rz)

Uma secção de comprimento padrão é amostrada a partir da linha média no gráfico de rugosidade. A distância entre os picos e os vales da linha amostrada é medida na direção y.

De seguida, obtém-se o pico médio entre os 5 picos mais altos (Yp), assim como o vale médio entre os 5 vales mais baixos (Yv). A soma destes dois valores é expressa em micrómetros.

2.9 Medições de microdureza de superfícies

Os testes de microdureza são normalmente utilizados para estudar as propriedades físicas dos materiais e são amplamente utilizados para medir a dureza dos dentes. Este método é fácil, rápido e requer apenas uma pequena área da superfície do espécime para o teste (Strnad e Buka, 2014).

A microdureza da superfície é definida como a resistência da superfície do esmalte à penetração de um indentador (Ali e Tahmassebi, 2012; e Marco *et al.*, 2016). De um modo geral, o teste de microdureza é um método não destrutivo, fiável e sensível para descrever alterações na densidade mineral e monitorizar as fases iniciais da dissolução de tecidos duros (Featherstone e Zero, 1992; Diamanti *et al.*, 2010).

O ganho ou perda de minerais no esmalte como resultado do processo de desmineralização e remineralização pode ser medido como uma alteração da dureza (Ambarkova *et al.*, 2011).

A microdureza da superfície é uma propriedade física que aumenta o efeito dos agentes químicos e físicos nos tecidos duros dos dentes (Jabbarifar *et al.*,2011).

As propriedades mecânicas dos dentes humanos são determinadas pela sua estrutura e composição (Zhang *et al.*, 2014). A estrutura dos dentes naturais é constituída por esmalte, dentina, cemento e polpa dentária, sendo os três primeiros que constituem o tecido duro do dente humano e são caracterizados por propriedades mecânicas únicas (Zhang *et al.*, 2014).

O aparelho de dureza Vickers e o indentador de dureza Knoop são utilizados apenas para medir a dureza (Zhang *et al.*, 2014) e estes aparelhos estão entre os métodos mais comuns utilizados para avaliar a dureza do esmalte dentário, uma vez que são adequados para testar materiais muito finos e medir microestruturas individuais dentro de uma estrutura maior (Gross e Berndt, 2002; Fadeev *et al*, 2003; Zyman *et al.*, 2006; Joiner, 2007; Barbagallo *et al.*, 2009; Huang *et al.*, 2010; Kolmas *et al.*, 2011). Ambos os aparelhos utilizam um indentador de diamante (em forma de pirâmide no aparelho Vickers e em forma de losango no aparelho Knoop) com uma determinada gama de cargas e as indentações resultantes na superfície do esmalte podem ser utilizadas para calcular o valor da dureza (Attin *et al.*, 2004-b).

Neste método, um diamante Knoop ou Vickers é posicionado sobre a amostra com uma carga bem definida durante um determinado tempo, de modo a criar uma indentação na superfície do dente. O comprimento da indentação é então determinado microscopicamente (in inn) (Angmar-
Mansson e ten Bosch, 1991).

Existem dois tipos de ensaios de microdureza, nomeadamente a microdureza superficial e a microdureza transversal.

Microdureza superficial, em que uma carga com um indentador de diamante é aplicada perpendicularmente a uma superfície de tecido polido (Arends e ten Bosch, 1992) e microdureza transversal, em que a carga do indentador de diamante é aplicada paralelamente à superfície anatómica do tecido (Arends *et al.*, 1980).

As medições de microdureza de superfície só podem fornecer informações qualitativas sobre as alterações minerais quando utilizadas para a avaliação da desmineralização e remineralização. (Ambarkova *et al.*, 2011) e é uma técnica não destrutiva que permite um estudo longitudinal do mesmo espécime (Featherstone *et al.*, 1983).

O teste de microdureza transversal é amplamente utilizado na literatura dentária para estudar a desmineralização e/ou remineralização de dentes humanos (Chedid e Cury, 2004).

As superfícies dos dentes têm de ser aplanadas para se obter uma precisão óptima. O indentador Knoop penetra no esmalte sólido cerca de 1,5 gm e o indentador Vickers penetra cerca de 5 gm (Featherstone, 1992).

Podem ser observadas alterações na microdureza após apenas alguns minutos de exposição ao ácido (Hara e Zero, 2008).

Sempre que uma força ou carga é infligida à estrutura dentária, promove tensão e stress no interior deste tecido. Assim, a alteração das dimensões originais da estrutura dentária resulta numa indentação de uma pirâmide alongada. Para evitar a alteração do tamanho ou da forma da indentação, o ensaio de microdureza em secção transversal tem de ser realizado com um determinado intervalo de tempo, para que a tensão possa ser dispersa na estrutura dentária (Argenta *et al.,* 2003).

O ensaio de dureza por indentação com o indentador Knoop ou Vickers tem sido utilizado para a medição da dureza inicial do esmalte, do amolecimento do esmalte como uma manifestação inicial do processo de erosão, bem como do endurecimento do esmalte após a remineralização. Ambos os indentadores são adequados para o ensaio de dureza de materiais não metálicos
materiais (Tantbirojn *et al.,* 2008; Lee *et al.*, 2010).

A dureza máxima do esmalte está localizada na superfície, e a dureza diminui gradualmente com o aumento da profundidade (Gutiérrez-Salazar e Reyes-Gasga, 2003; Braly *et al.*, 2007; Park *et al.,* 2007; He *et al.*, 2010).

CAPÍTULO 3

Materiais e métodos

3.1 Recolha de amostras de dentes:

Duzentos e quarenta (240) primeiros pré-molares superiores sólidos foram recolhidos do centro dentário Althobat e do hospital Aljomhory, na cidade de Mossul, de pacientes com idades compreendidas entre os 12 e os 15 anos, extraídos para fins ortodônticos, e foram recolhidos durante um período de oito meses (de setembro de 2013 a abril de 2014).

3.2 Preparação de amostras de dentes

Os dentes foram armazenados num frasco com solução de timol a 0,1% a 4°C (AlLami e Al-Alousi, 2011; Rochel *et al.,* 2011; Amoras *et al.*, 2012; Thayanne, *et al.*, 2017) para evitar o crescimento bacteriano até à sua utilização. Antes de usar os dentes, eles foram limpos com pedra-pomes não fluoretada e copo profilático de borracha branca usando uma peça de mão de baixa velocidade, limpos de resíduos de tecidos moles e enxaguados em água da torneira, como mostrado na Figura (3.1).

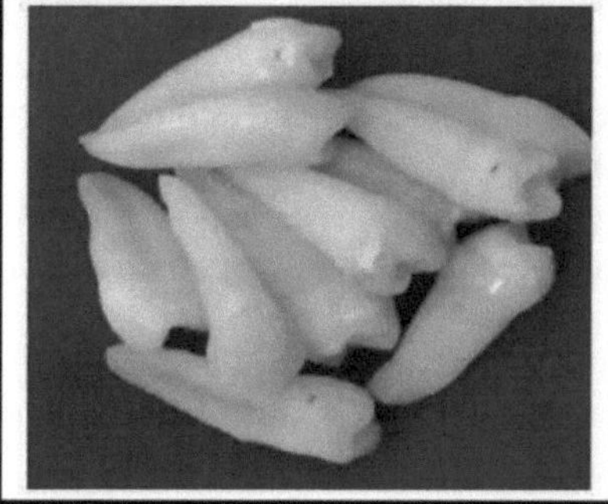

Figura 3.1 Os primeiros pré-molares superiores sólidos foram recolhidos e limpos

Em seguida, as coroas foram separadas das raízes utilizando uma broca de disco de diamante na peça de mão de alta velocidade arrefecida com água, como se mostra na Figura (3.2-A) e a coroa dos dentes foi recolhida como se mostra na Figura (3.2-B).

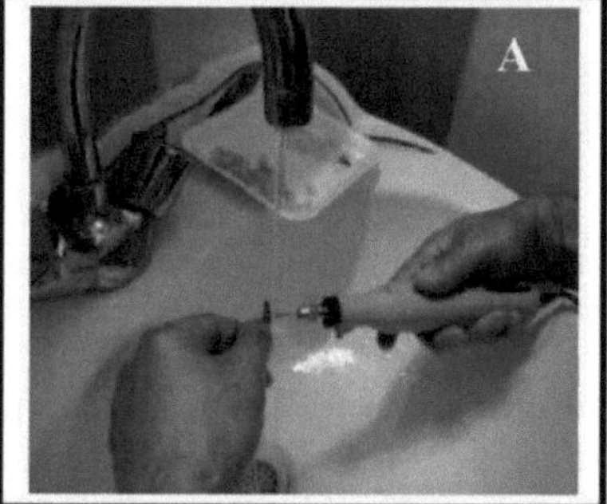

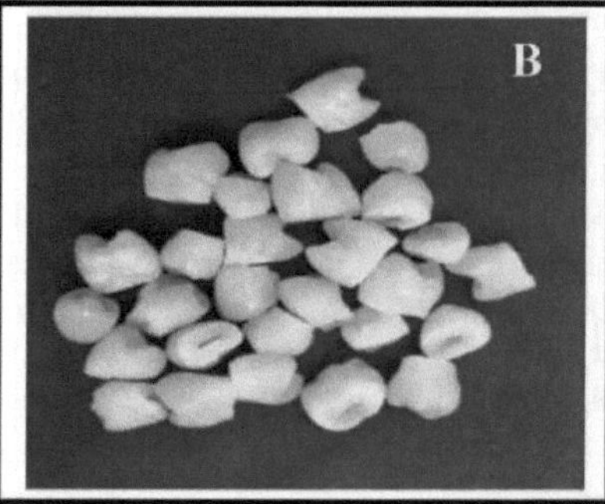

Figura 3.2 (A) as coroas separadas das raízes utilizando uma broca de disco de diamante na peça de mão de alta velocidade, como mostrado na figura, arrefecida com água, **(B)** coroa dos dentes

Em seguida, as coroas foram montadas em tubos de plástico cilíndricos (16 mm de diâmetro*14 mm de profundidade) com resina acrílica de cura a frio (Major, Itália), com a superfície externa do esmalte bucal exposta, como se mostra na Figura (3.3-A), e as amostras de dentes foram polidas utilizando a máquina de polimento universal, como se mostra na Figura (3.3-B).

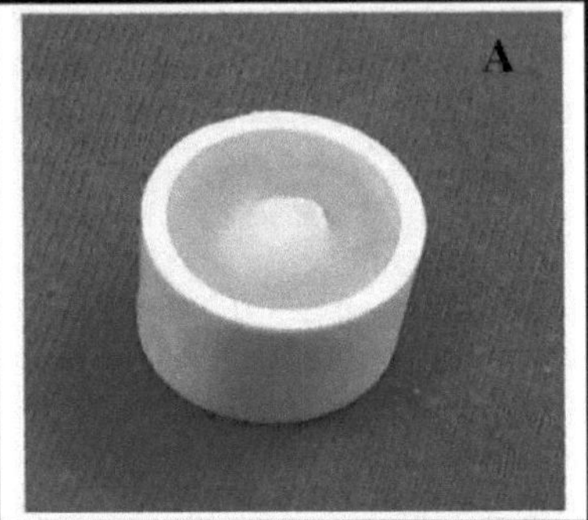

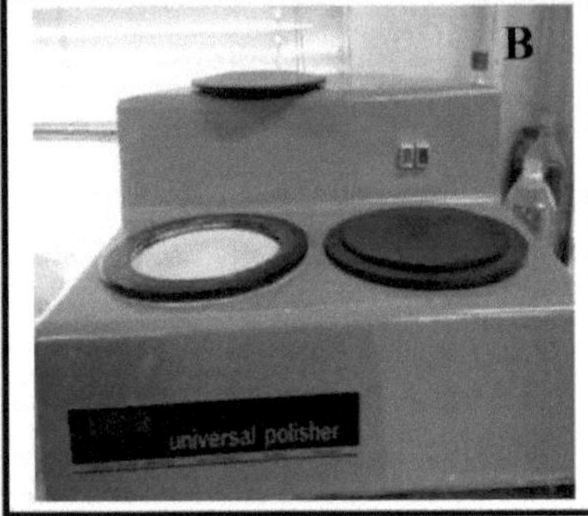

Figura 3.3 (A) As coroas foram montadas em tubos de plástico cilíndricos (16 mm de diâmetro x 14 mm de profundidade) com resina acrílica de cura a frio, com a superfície exterior do esmalte bucal exposta, (B) Máquina de polir universal

3.3 A conceção do estudo:

3.3.1 A conceção experimental do estudo:

O número total de amostras de dentes no estudo principal foi de (240) amostras.

As amostras de dentes foram divididas aleatoriamente em dois grupos principais, cada um contendo (120) amostras de dentes, como se segue:

❖ **Primeiro grupo**: as amostras de dentes foram expostas à bebida da Coca-Cola, durante 2 minutos, sendo este ciclo repetido quatro vezes por dia (Moezizadeh e Alimi, 2014), durante cinco dias.

❖ **Segundo grupo**: as amostras não foram expostas à bebida Coca-Cola.

Cada grupo principal foi subdividido em seis subgrupos e cada um contém vinte amostras de dentes, como se segue:

A. <u>Primeiro grupo</u>: como indicado na figura (3.4):

1st Subgrupo: grupo de controlo (n.º =20), apenas exposto à Coca-Cola, como se mostra na Figura (3.5-A).

2nd Subgrupo: grupo de saliva artificial (Nº =20), após as amostras de dentes expostas a uma solução de Coca-Cola, depois imersas em saliva artificial durante seis horas, foram armazenadas a (37) C° à temperatura ambiente (Rirattanapong *et al,* 2012).

3rd Subgrupo pasta dentífrica (Nº =20), depois de as amostras de dentes terem sido expostas a uma solução de Coca-Cola, a superfície do esmalte foi revestida por uma escova fina com uma camada fina de pasta dentífrica com 1100 ppm de NaF durante 5 minutos e repetida três vezes por dia durante cinco dias.

4th Pasta dentífrica do subgrupo (N.º =20), depois de as amostras de dentes terem sido expostas a uma solução de Coca-Cola, a superfície do esmalte foi revestida por uma escova fina com uma camada fina de pasta dentífrica com NaF a 1450 ppm durante 5 minutos e repetida três vezes por dia durante cinco dias.

5th Pasta dentífrica do subgrupo (N.º =20), depois de as amostras de dentes terem sido expostas a uma solução de Coca-Cola, a superfície do esmalte foi revestida por uma escova fina com uma camada fina de pasta dentífrica SMFP 1450 ppm durante 5 minutos e repetida três vezes por dia durante cinco dias.

6th Pasta de dentes do subgrupo (N.º =20), depois de as amostras de dentes terem sido expostas a uma solução de Coca-Cola, a superfície do esmalte foi revestida por uma escova fina com uma camada fina de 1450 ppm
SnF2 durante 5 minutos e repetido três vezes por dia durante cinco dias.

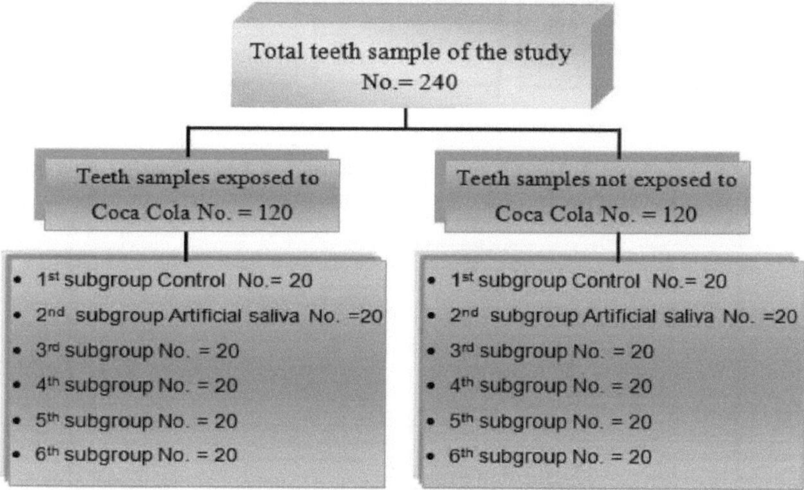

Figura (3.4): conceção do estudo

B. Segundo grupo: como indicado na Figura (3.4):

1st Subgrupo: grupo de controlo (N.º =20), as amostras de dentes foram imersas apenas em água da torneira, como se mostra na Figura (3.5-B).

2nd Subgrupo: grupo da saliva artificial (nº =20), as amostras de dentes imersos em saliva artificial, como se mostra na Figura (3.5-C) durante 6 horas, foram armazenados a (37) C° à temperatura ambiente (Rirattanapong *et al,* 2012).

3rd Subgrupo pasta dentífrica (N.º =20), as amostras de dentes revestidas por uma camada fina de pasta dentífrica com 1100 ppm de NaF durante 5 minutos e repetidas três vezes por dia durante cinco dias, como se mostra na Figura (3.6-A).

4th Subgrupo pasta de dentes (N.º =20), as amostras de dentes revestidas por uma camada fina de pasta de dentes com 1450 ppm de NaF durante 5 minutos e repetidas três vezes por dia durante cinco dias, como se mostra na Figura (3.6-B).

5th Subgrupo pasta de dentes (Nº =20), as amostras de dentes revestidas por uma camada fina de pasta de dentes SMFP 1450 ppm durante 5 minutos e repetidas três vezes por dia durante cinco dias, como se mostra na Figura (3.6-C).

6th Subgrupo pasta dentífrica (N.º =20), as amostras de dentes revestidas por uma camada fina de pasta dentífrica de 1450 ppm SnF2 durante 5 minutos e repetidas três vezes por dia durante cinco dias, como se mostra na Figura (3.6-D).

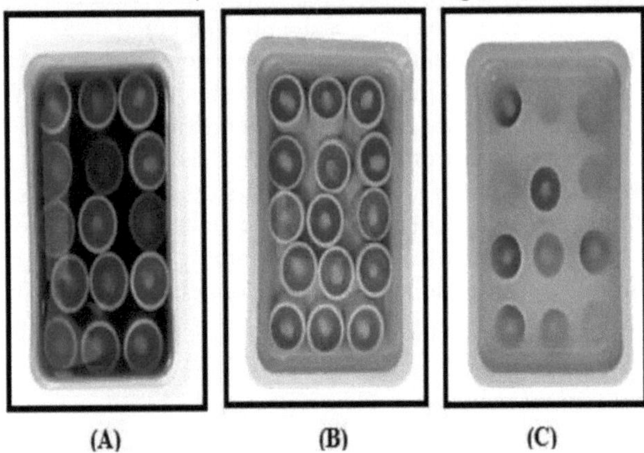

Figura 3.5 Amostras de dentes imersas em soluções: **(A)** amostras imersas em Coca-Cola **(B)** amostras imersas em água **(C)** amostras imersas em saliva artificial.

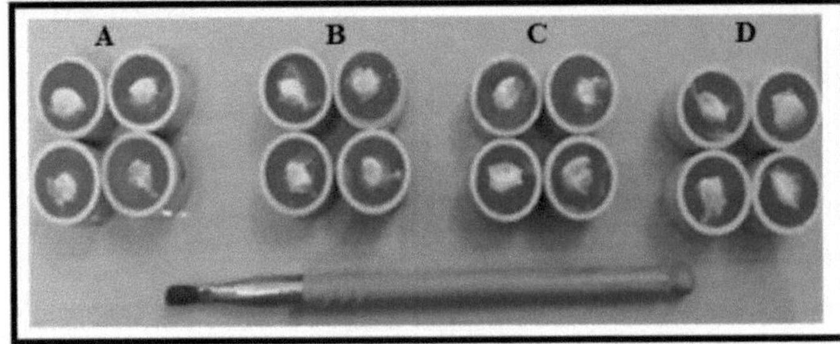

Figura 3.6 Amostras de dentes revestidas com pastas dentífricas através de uma escova fina com:
(A) Pasta de dentes com NaF a 1100 ppm, **(B)** Pasta de dentes com NaF a 1450 ppm, **(C)** Pasta de dentes com SMFP a 1450 ppm, **(D)** Pasta de dentes com SnF2 a 1450 ppm.

6.4 Materiais:

Os materiais utilizados neste estudo estão listados na tabela (3. 1).

Tabela 3.1 Materiais utilizados no estudo:

Material	***Composição***
Saliva artificial	Cloreto de potássio, cloreto de magnésio, cloreto de cálcio, hidrogenofosfato dipotássico, di-hidrogenofosfato de potássio, carboximetilcelulose de sódio e água desionizada.

Coca Cola (Erbil)	Água gaseificada, açúcar, corante de caramelo, ácido fosfórico, aromas naturais, cafeína.

Os ingredientes activos presentes nas pastas dentífricas usadas estão listados na tabela (3.2).

Tabela 3.2 Ingredientes activos presentes nas pastas de dentes.

Tipo (1) Pasta de dentes	1100 ppm Fluoreto de sódio, abrasivo de sílica
Tipo (2) Pasta de dentes	1450 ppm Fluoreto de sódio, abrasivo de sílica
Tipo (3) Pasta de dentes	1450 ppm Monofluorofosfato de sódio, abrasivo de sílica
Tipo (4) Pasta de dentes	1450 ppm Fluoreto estanoso, sílica abrasiva

6.5 Equipamentos e instrumentos utilizados no estudo:

1. Um pincel fino.
2. Recipiente para garrafas.
3. Temporizador do relógio.
4. Resina acrílica de cura a frio (Major, Itália).
5. Tubo cilíndrico de plástico (Co. 20mm-1.8, Jordânia).
6. Água desionizada (fábrica de produção de medicamentos em Nineveh, Iraque).
7. Pinças dentárias.
8. Broca de disco de corte de diamante (CE1023, China).
9. Máquina fotográfica digital (Nikon, China 12pxl).
10. Medidor digital de pH/iões (Oakton, EUA).
11. Unidade de computador pessoal (HP Compaq 6910p, EUA).
12. Motor portátil e peça de mão (W&H, Áustria).
13. Medidor de perfil (Surfatest SJ_201 p, Mitutoyo, Japão).
14. Pedra-pomes (Quayle Dental, LTD, Deroter house, BM14, Inglaterra).
15. Balança eletrónica sensível (A & D G X-200 Company, Limited/ Japão).
16. Microscópio de luz estéreo (Motic, X200, China).
17. Thymol (flukachemie, Suíça).
18. Máquina de polir universal (Surf-Corder, Japão).
19. Aparelho de ensaio de microdureza Vickers (OTTO Wolpert, V-Tester 2, Alemanha).
20. Faca de cera.
21. Taça profiláctica de borracha branca (JTC-Full Denta SA, Suíça).

6.6 Atividade de pH:

Método prático para avaliar o potencial erosivo de bebidas ácidas através da medição dos valores de pH utilizando um medidor digital de pH/íon (Oakton/USA), como mostra a Figura (3.7).

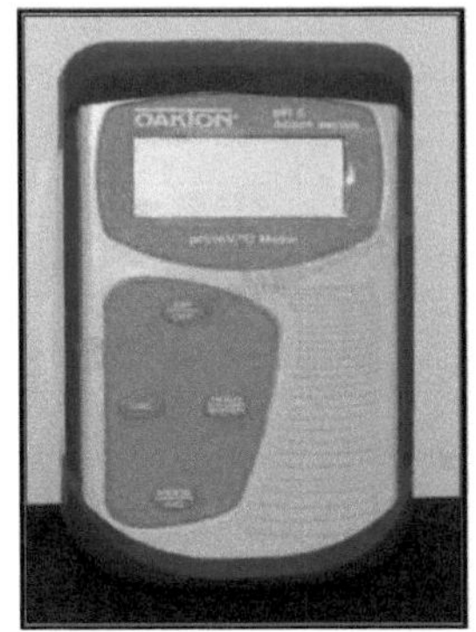

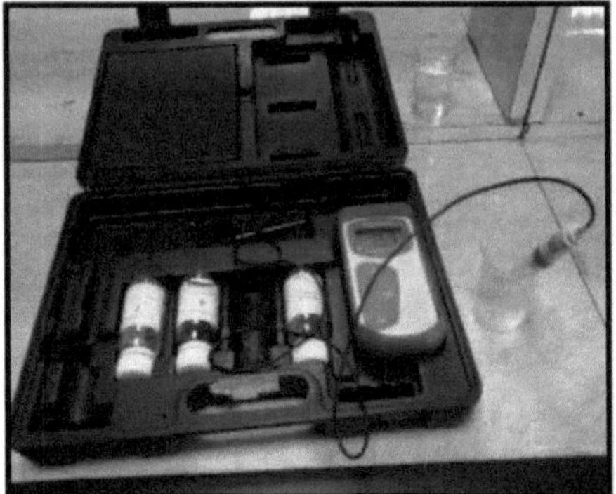

Figura 3.7 Medidor de pH digital

Os valores de pH da bebida ácida foram medidos, em primeiro lugar, limpando o elétrodo do aparelho medidor de pH e calibrando-o com uma solução padrão (o tempo de imersão do elétrodo na solução foi de 30 segundos) de acordo com as instruções do aparelho.

Após a medição do valor do pH das bebidas, a bebida Coca-Cola foi selecionada porque tinha o valor de pH mais baixo entre os refrigerantes, como se pode ver na tabela (3.3).

Tabela (3.3) Atividade de pH das soluções de bebidas medidas

Soluções preparadas	**PH**
Coca Cola (Erbil)	2.6
Miranda (Erbil)	2.9
Fanta (Erbil)	2.8
Sumo de laranja (Livans', Turquia)	3.4
Seven-up (Erbil)	3.2

3.7 Preparação de saliva artificial:

Neste estudo, a saliva artificial foi utilizada como solução de remineralização (pH= 6,9). A solução de saliva artificial foi preparada usando a formulação de (Amaechi *et al.*, 1999). Isto foi feito misturando os seguintes compostos em especial (gm/L) como indicado na tabela (3.4) com água desionizada e pesando-os utilizando a balança eletrónica sensível como indicado na Figura (3.8).

Tabela (3.4): Composição da solução de saliva artificial

Composto	Concentração (gm/L)
Cloreto de potássio	0.65
Cloreto de magnésio	0.058
Cloreto de cálcio	0.165
Hidrogénio fosfato dipotássico	0.804
Di-hidrogenofosfato de potássio	0.365
Carboximetilcelulose de sódio	2
Água desionizada	**3** L

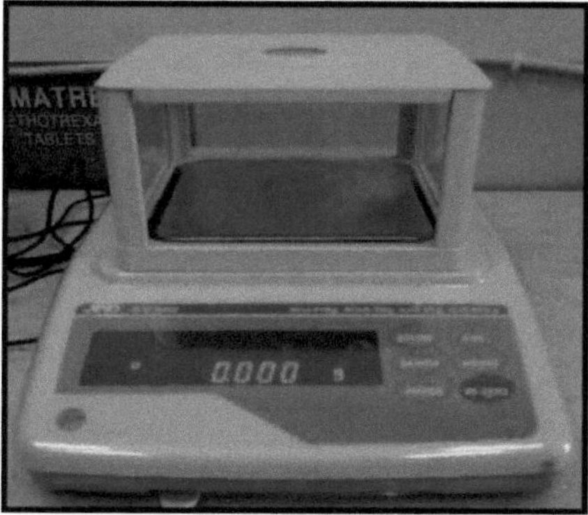

Figura 3.8 Balança eletrónica sensível.

3.8 Testes utilizados neste estudo:

As amostras de dentes foram estudadas através dos seguintes testes:

1 . **Ensaio de rugosidade da superfície.**

2 . **Ensaio de microdureza por indentação.**

3 .8.1 Ensaio de rugosidade da superfície:

A rugosidade da superfície das amostras de esmalte foi medida utilizando um medidor de perfil (surfatest SJ_201 p, Mituloyo, Japão), como se mostra na Figura

(3.9), com uma ampliação de 50X. A rugosidade da superfície foi caracterizada pela média aritmética das linhas máximas e mínimas da superfície, traçadas no pico mais alto e no vale mais baixo encontrados dentro de uma linha central ao longo da área (Pachaly e Pozzobon, 2012).

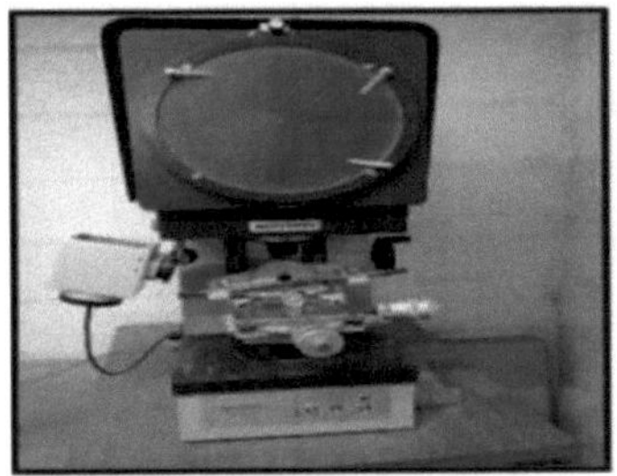
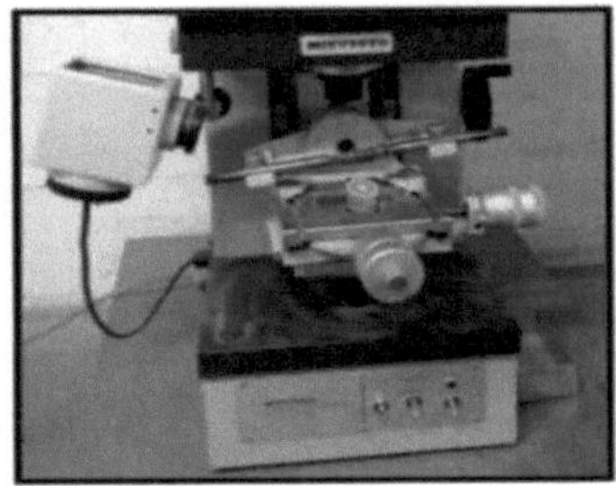

Figura (3. 9): Perfilómetro de rugosidade.

Utilizamos a forma de medição da altura máxima do vale do pico (Ry), como mostra a Figura (3.10), que inclui:

É recolhida uma amostra de uma secção de comprimento padrão a partir da linha média do gráfico de rugosidade. A distância entre o pico máximo (Rp) e o vale (Rv) da linha amostrada é medida na direção Y. O valor é expresso em micrómetros (^m) (Dados Técnicos, 1994).

O valor de corte ou comprimento de referência foi ajustado para atuar a 0,8 mm.

Foram efectuadas três medições da rugosidade da superfície para cada amostra (Festuccia *et al.*, 2012; Taher *et al.*, 2012), e a média destas leituras foi utilizada para a análise estatística.

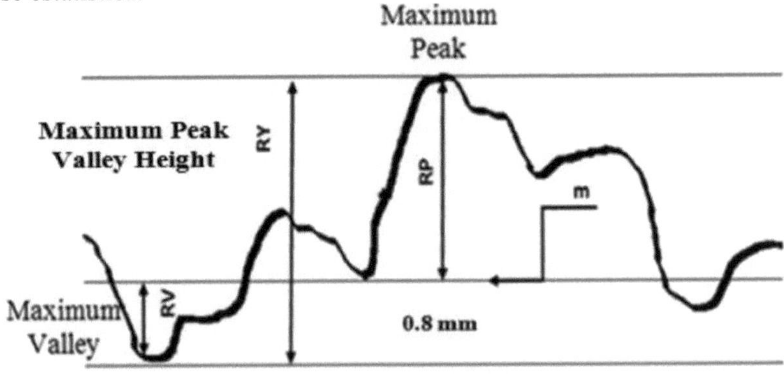

Figura (3.10): Altura máxima do vale do pico (Ry)

4 .8.2 Ensaio de microdureza por indentação:

As propriedades mecânicas das amostras de dentes foram medidas utilizando uma máquina de teste de microdureza Vickers (OTTO Wolpert, V-Tester 2/Alemanha), como mostra a Figura (3.11), que foi inventada por Robert L. Smith e George E. Sandland (1921) como uma alteração ao método Brinell. Seleccionamos uma máquina de teste de microdureza Vickers porque é fácil e os cálculos necessários são independentes do tamanho do indentador e podem ser usados para todos os materiais, esmalte, plástico e até metais.

Os números de microdureza são calculados a partir do comprimento da indentação na superfície do esmalte bucal e o comprimento da indentação é então determinado microscopicamente (em polegadas) com uma ampliação de 600X.

Foram efectuadas três indentações em cada amostra (Taher *et al.*, 2012; e Bruna *et al.*, 2017) no terço oclusal da superfície do esmalte e, em seguida, foi calculado o valor médio para cada amostra. Este teste foi realizado no instituto técnico / Universidade de Mosul.

A amostra da superfície do esmalte foi sujeita a uma carga menor fixa de 300 gm de força durante 15 segundos. A carga e o tempo foram constantes para todas as amostras ao longo do estudo (de acordo com as instruções da máquina). A dimensão da indentação foi determinada opticamente através da medição das duas diagonais da indentação quadrada, como se mostra na Figura (3.12-A, B).

O índice de dureza Vicker foi calculado utilizando a fórmula (Radwa e Rabab, 2012):

$VHN = (kg \backslash mm^2) = 185{,}4 \times p \backslash d^2$

P= carga de ensaio em gramas.

d= comprimento da linha diagonal que atravessa a indentação, em microns.

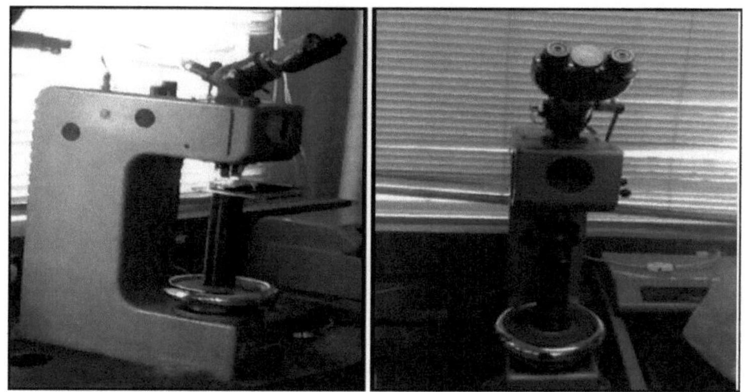

Figura (3.11): Máquina de ensaio de microdureza Vickers.

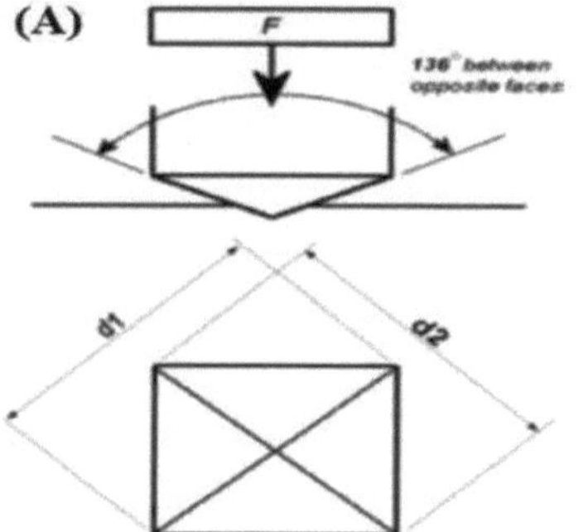

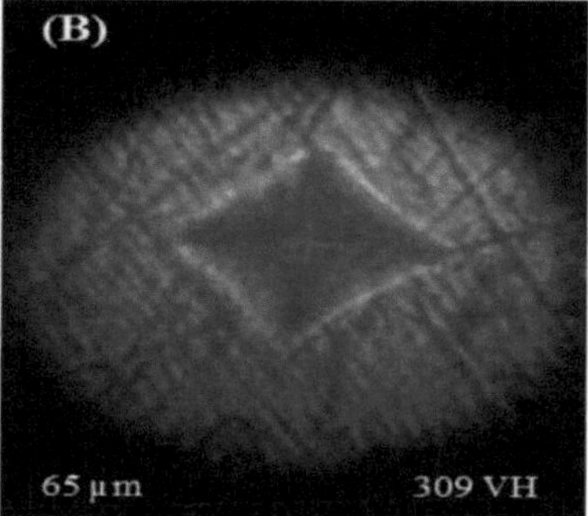

Figura (3.12):

A)Uma ilustração esquemática da técnica Vickers (a máquina de ensaio de microdureza Vickers utiliza um indentador piramidal de diamante de 136° que forma uma indentação quadrada na superfície

B)Uma imagem de uma indentação tetra-piramidal na técnica Vickers que cria uma indentação clara e mensurável no campo como diagonais

3.9 Análise estatística:

Os dados foram analisados utilizando o programa SPSS (versão 19), que incluiu o seguinte:

1- ***Estatísticas descritivas***: Que incluem: valores mínimos e máximos, média, desvio padrão e erro padrão para cada variável individual.

2- ***Teste t de amostras independentes:*** Este teste foi utilizado para comparar a microdureza e a rugosidade da superfície entre os grupos de amostras com erosão e os grupos sem erosão

3- ***Análises de variância de uma via (ANOVA) e teste de gama múltipla de Duncan:*** Estes testes foram utilizados para localizar as diferenças significativas entre os grupos. Os resultados estatísticos foram considerados significativos com $p < 0,05$.

CAPÍTULO 4
Resultados
4.1 Resultado do ensaio de rugosidade da superfície
4.1.1 Comparação entre os grupos de amostras de dentes expostos e não expostos à bebida Coca-Cola durante um ciclo de cinco dias

Table (4(1) demonstrou as estatísticas descritivas, incluindo: média, desvio padrão. A estatística analítica também efectuou um teste t de amostras independentes entre os grupos com erosão e os grupos sem erosão, que mostrou uma diferença significativa de $p<0,05$ entre todos os grupos.

Tabela (4.1): Valores médios, desvio padrão e teste t de amostras independentes para os valores médios da rugosidade da superfície entre os grupos com erosão e os grupos sem erosão durante um ciclo de cinco dias.

Grupos	Erosão	Não.	Média	SD	valor t	df	valor de p
Controlo	com	20	3.000	0.28284	29.391	38	0.000^A
	sem	20	0.9000	0.14868			
Artificial Saliva	com	20	2.4000	0.20520	22.833	38	0.000^A
	sem	20	0.9000	0.2102			
1100 ppm (XaF) pasta de dentes	com	20	1.5000	0.16222	31.677	38	0.000^A
	sem	20	0.2000	0.0858			
1450 ppm (SMTP) pasta de dentes	com	20	1.4250	0.11642	36.678	38	0.000^A

	sem	20	0.3000	0.07255			
1450 ppm (Naf) pasta de dentes	com	20	1.2950	0.15381	20.974	38	0.000^
	sem	20	0.3900	0.11653			
1450 ppm (SnF2) pasta de dentes	com	20	1.0800	0.13992	25.395	38	0.000^
	sem	20	0.1950	0.06863			

Não.: Número de amostras, DP: desvio padrão, df: grau de liberdade.
* Existia uma diferença significativa atp< *0,05*

4.1.2Comparação entre grupos de amostras de dentes não expostos à Coca
Bebida de cola para um ciclo de cinco dias:

Table (4(2) demonstrou um teste de análise de variância de uma via (ANOVA) que mostrou que havia uma diferença significativa a p<0,05 entre todos os grupos.

Tabela (4.2) Teste ANOVA para o teste de rugosidade da superfície (entre grupos sem erosão) para um ciclo de cinco dias

Fonte de variação	Soma de Quadrados	df	Quadrado médio	Valor F	valor de p
Entre grupos	11.058	5	2.212	136.472	0.000*
Dentro dos grupos	1.848	114	0.016		
Total	12.906	119			

* Existia uma diferença significativa atp < *0,05*

A Figura (4.1) mostrou que os grupos de pastas dentífricas de 1450 ppm (SnF_2) e

1450 ppm (NaF) têm um valor médio de rugosidade superficial significativamente mais baixo em comparação com os outros grupos, e não houve diferença significativa entre ambos, depois a rugosidade superficial aumentou na pasta dentífrica de 1450 ppm (SMFP), 1100 ppm (NaF), enquanto os grupos de controlo e de saliva artificial têm um valor médio de rugosidade superficial significativamente mais elevado em comparação com os outros grupos, e não houve diferença significativa entre ambos.

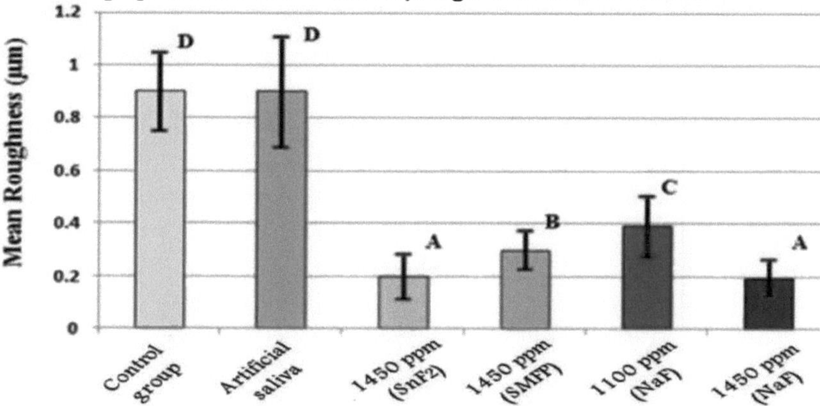

Figura (4.1): Média ± desvio padrão e testes de intervalo múltiplo de Duncan para o valor da rugosidade da superfície para comparação entre os grupos de amostras de dentes não expostos à Coca-Cola durante um ciclo de cinco dias.

* Letras diferentes significam que existiu diferença estatisticamente significativa atp< *0,05*

4.1.3 Comparação entre grupos de amostras de dentes expostos à bebida Coca-Cola durante um ciclo de cinco dias:

A Tabela (4.3) demonstrou o teste de análise de variância de uma via (ANOVA) que mostrou que havia uma diferença significativa a $p < 0,05$ entre todos os grupos.

Tabela (4.3): Teste ANOVA para o teste de rugosidade da superfície (entre grupos com erosão) para um ciclo de cinco dias

Fonte de variação	Soma de Quadrados	df	Média Quadrado	Valor F	**valor de** *p*
Entre grupos	56.048	5	11.210	327.747	0.000*
Dentro dos grupos	3.899	114	0.034		
Total	59.947	119			

* Existia uma diferença significativa atp< *0,05*

A Figura (4.2) mostrou que os grupos de pastas dentífricas de 1450 ppm (SnF_2)

têm um valor médio de rugosidade superficial significativamente mais baixo em comparação com os outros grupos, depois a rugosidade superficial aumentou em 1450 ppm (SMFP) seguido de 1450 ppm (NaF), 1100 ppm (NaF) mas não houve diferença significativa entre as pastas dentífricas de 1450 ppm (NaF) e 1100 ppm (NaF) enquanto o grupo de controlo tem um valor médio de rugosidade superficial significativamente mais elevado em comparação com os outros grupos.

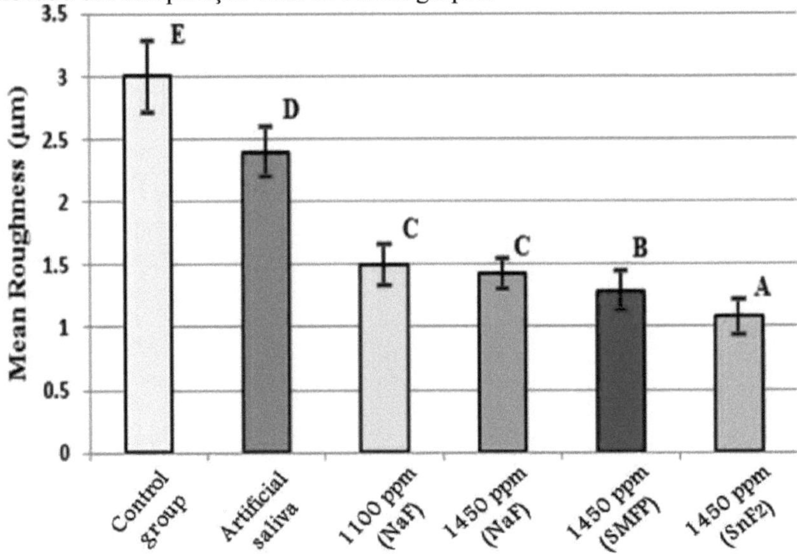

Figura (4.2): Média ± desvio padrão e teste de intervalo múltiplo de Duncan para o valor da rugosidade da superfície entre os grupos de amostras de dentes expostos à Coca-Cola durante um ciclo de cinco dias.

*letras diferentes significam diferença estatisticamente significativa existia atp $< 0,05$

4.2 Resultado do ensaio de microdureza por indentação

4.2.1 Comparação entre os grupos de amostras de dentes expostos e não expostos à bebida Coca-Cola durante um ciclo de cinco dias:

A tabela (4.4) demonstrou que as estatísticas descritivas incluem o desvio padrão médio. A estatística analítica também conduziu valores do teste t de amostras independentes entre os grupos com erosão e os grupos sem erosão, que mostrou uma diferença significativa de $p < 0,05$ entre todos os grupos.

Tabela (4.4): Valores médios, desvio padrão e teste t de amostras independentes para os valores médios de microdureza entre os grupos com erosão e os grupos sem erosão durante o ciclo de cinco dias.

Grupos	Erosão	Não.	Média	SD	valor t	df	valor yj
Controlo	com	20	123.15	3.856	-28.027	38	0.000*

	sem	20	299.70	27.906			
Saliva artificial	com	20	170.35	5.950	-23.260	38	0.000*
	sem	20	312.00	26.577			
1100 ppm (XaF) pasta de dentes	com	20	210.35	6.335	-49.138	38	0.000*
	sem	20	390.50	15.122			
1450 ppm (SMEP) pasta de dentes	com	20	229.90	6.456	-30.346	38	0.000*
	sem	20	359.90	18.038			
1450 ppm (XaF) pasta de dentes	com	20	250.05	6.476	-10.971	38	0.000*
	sem	20	342.60	37.166			
1450 ppm (SnFl) pasta de dentes	com	20	280.25	SeJ oo ir!	-47.986	38	0.000*
	sem	20	377.50	6.977			

Não.: Número de amostras, DP: desvio padrão, df: grau de liberdade. * Existência de diferença significativa a $p< 0,05$

4.2.2 Comparação entre grupos de amostras de dentes não expostos à Coca

Bebida de cola para um ciclo de cinco dias:

Table (4(5) demonstrou um teste de análise de variância de uma via (ANOVA) que mostrou que havia uma diferença significativa a $p<0,05$ entre todos os grupos.

Tabela (4.5): Teste ANOVA para o teste de microdureza (entre grupos sem erosão) para o ciclo de cinco dias.

Fonte de variação	Soma de quadrados	df	Quadrado médio	Valor F	valor de p
Entre grupos	129411.057	5	25882.213	44.765	0.000*
Dentro dos grupos	65912.800	114	578.182		
Total	195323.867	119			

* Existia uma diferença significativa atp< *0,05*

A Figura (4.3) mostrou que os grupos de pastas dentífricas com 1450 ppm (SnF2) têm um valor médio de microdureza significativamente mais elevado em comparação com os outros grupos, e depois com 1450 ppm (NaF), mas não houve diferença significativa entre eles, depois a microdureza diminuiu para as pastas dentífricas da seguinte forma: 1450 ppm (SMFP) e depois 1100 ppm (NaF), enquanto os grupos de controlo e de saliva artificial têm um valor médio de microdureza significativamente mais baixo em comparação com os outros grupos e não houve diferença significativa entre eles.

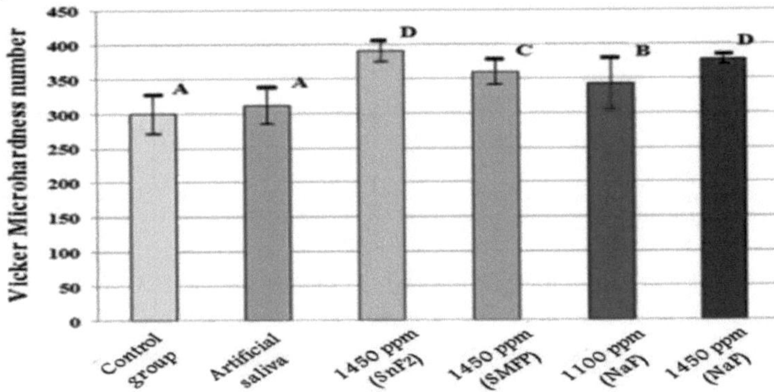

Figura (4.3): Média ± desvio padrão e teste de intervalo múltiplo de Duncan do valor de microdureza para comparação entre diferentes grupos de amostras de dentes não expostos à Coca Cola.

*letras diferentes significam diferença estatisticamente significativa existia atp < *0,05*

4.2.3 Comparação entre grupos de amostras de dentes expostos à bebida Coca-Cola durante um ciclo de cinco dias:

Table (4(6) demonstrou um teste de análise de variância de uma via (ANOVA) que mostrou que havia uma diferença significativa de p<0,05 entre todos os grupos.

Tabela (4.6) Teste ANOVA para o teste de microdureza (entre grupos com erosão) para um ciclo de cinco dias

Fonte de variação	Soma de Quadrados	df	Quadrado médio	Valor F	*p-va* lue
Entre grupos	320950.175	5	64190.035	1856.262	0.000*
Dentro dos grupos	3942.150	114	34.580		
Total	324892.325	119			

* Existia uma diferença significativa atp < *0,05*

A Figura (4.4) mostrou que os grupos de pasta de dentes com 1450 ppm (SnF_2) têm um valor médio de microdureza significativamente mais elevado em comparação com os outros grupos, depois 1450 ppm (NaF), 1450 ppm (SMFP) seguido de 1100 ppm (NaF), grupos de saliva artificial, enquanto os grupos de controlo têm um valor médio de microdureza significativamente mais baixo em comparação com os outros grupos.

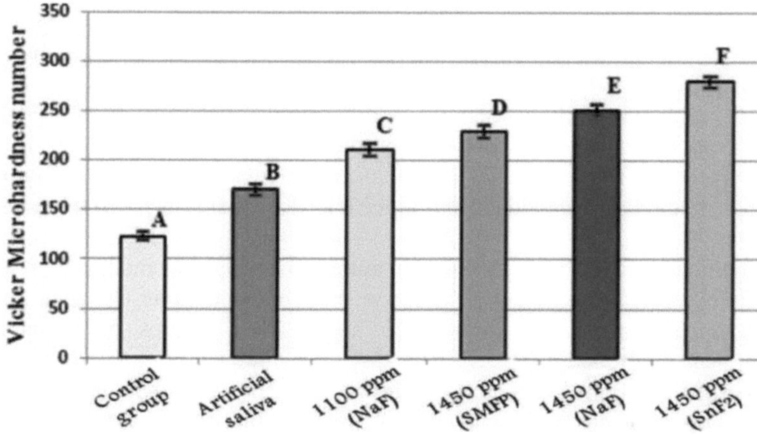

Figura (4.4): Média ± desvio padrão e teste de intervalo múltiplo de Duncan do valor de microdureza entre os grupos de amostras de dentes expostos à Coca Cola por um ciclo de cinco dias.

*letras diferentes significam diferença estatisticamente significativa existia atp < *0,05*

CAPÍTULO 5

Discussão

5.1 Ensaio de rugosidade da superfície

A diferença nos valores médios da rugosidade da superfície entre os grupos com erosão e os grupos sem erosão deve-se ao facto de os grupos com erosão terem a superfície do esmalte erodida pela Coca-Cola como solução erosiva e depois tratada com saliva artificial ou quatro pastas dentífricas diferentes, enquanto os grupos sem erosão apenas foram tratados com saliva artificial ou pastas dentífricas.

Este resultado está de acordo com Matsou *et al.* (2011), que concluíram que a erosão pode aumentar a rugosidade da superfície. Além disso, este resultado está de acordo com Ravindranath (2012), que concluiu que a Coca-Cola apresentou maiores alterações percentuais na rugosidade da superfície entre as soluções ácidas. Além disso, este resultado está de acordo com Maganur *et al.*, (2013) que assinalaram que o número de imersões é diretamente proporcional ao padrão de rugosidade da superfície das amostras. Os padrões de rugosidade da superfície da bebida Coca-Cola aumentaram com o aumento do número de regimes de imersão.

Mas este resultado está em desacordo com Poggio *et al.*, (2009) que concluíram não haver diferença estatisticamente significativa na rugosidade da superfície entre a superfície do esmalte exposta e a não exposta a uma solução ácida.

Na tabela (4.2) o teste ANOVA (entre os grupos sem erosão) demonstrou que houve uma diferença significativa nos valores médios da rugosidade da superfície do esmalte de $p < 0,05$ de todos os grupos.

A saliva artificial e as quatro pastas dentífricas fluoretadas diferentes mostraram uma diminuição dos valores médios da rugosidade da superfície.

Neste estudo, os dentífricos fluoretados diminuíram a rugosidade da superfície, estes resultados estão de acordo com Rahardjo *et al.*, (2013) que concluíram que a rugosidade do esmalte aumentou após a desmineralização e diminuiu após a remineralização.

Este resultado também está de acordo com Cochrane *et al.*, (2012) que concluíram que a água não produziu uma perda de superfície detetável.

Na tabela (4.3), o teste ANOVA mostrou que havia uma diferença significativa nos valores médios da rugosidade da superfície do esmalte a $p< 0,05$ de todos os grupos.

A bebida Coca-Cola apresentou um aumento nos valores médios da rugosidade da superfície, enquanto a saliva artificial e os diferentes tipos de pasta de dentes fluoretada apresentaram uma diminuição nos valores médios da rugosidade da superfície.

No grupo de controlo, as amostras foram imersas numa bebida de Coca-Cola, o que mostrou um aumento significativo dos valores médios da rugosidade da superfície, o que pode ser devido à perda de minerais da superfície do esmalte. Este resultado está de acordo com Nekrashevych e Stösser, (2003); e Babita *et al.*,(2016) que concluíram que a erosão

A desmineralização do esmalte é um processo centrípeto que começa com a perda parcial do mineral de superfície, provocando um aumento da rugosidade.

Uma comparação visual dos efeitos de diferentes bebidas e tempos de exposição nas superfícies de esmalte revelou que as superfícies erodidas na Coca-Cola eram visivelmente rugosas. (Fujii *et al.*, 2011).

O esmalte corroído aparece com uma estrutura típica de superfície gravada, como se pode ver no microscópio eletrónico de varrimento (Meurman e Frank, 1991).

A Figura (4.1) mostrou que os grupos de pastas dentífricas 1450 ppm (SnF_2) e 1450 ppm (NaF) têm um valor médio de rugosidade superficial significativamente mais baixo em comparação com os outros grupos, e não houve diferença significativa entre ambos, este resultado está de acordo com Lussi *et al.*, (2011) que concluíram que a desmineralização erosiva causa um aumento na rugosidade e se o impacto ácido continua, a perda de minerais em massa ocorre enquanto a superfície restante ainda exibe desmineralização parcial.

5.2 Ensaio de microdureza por indentação

Vários estudos indicam uma relação entre a erosão dentária e um elevado consumo da bebida Coca-Cola (Ehlen *et al.*, 2008; Gambon *et al.*, 2010; Omid *et al.*, 2016).

O valor médio da microdureza do esmalte basal neste estudo foi de 299,70 ± 27,906 VHN, que foi obtido antes do processo de desmineralização e remineralização quando as amostras de dentes foram mantidas em água da torneira.

A diferença significativa entre todos os grupos deve-se ao facto de os grupos com a superfície de esmalte exposta terem sido corroídos pela Coca-Cola, que é considerada uma bebida gaseificada (Kim *et al.*, 2011) e uma bebida erosiva, e depois tratados com saliva artificial ou quatro pastas dentífricas diferentes, enquanto os grupos sem erosão foram tratados apenas com saliva artificial ou quatro pastas dentífricas diferentes.

Além disso, este resultado está de acordo com Badra *et al.*, (2005); Arnadottir *et al.*, (2003) que confirmaram o efeito negativo das bebidas gaseificadas no esmalte humano.

Este resultado também está de acordo com Yamamoto *et al.*, (2013) que concluíram que a bebida gaseificada produz um efeito erosivo significativo no esmalte dentário.

Em todas as tabelas, a Coca-Cola reduziu os valores médios de microdureza. Isto está de acordo com os resultados de Machado *et al.*, (2008) que revelaram que as bebidas carbonatadas Coca-Cola diminuíram a dureza do esmalte humano. A explicação para esta diminuição deve-se à erosão do esmalte. Este resultado também está de acordo com El-Zainy *et al.*, (2012) que concluíram que a Coca-Cola, tinha o potencial mais erosivo dos refrigerantes. O risco de erosão aumentou à medida que o tempo de exposição aumentou, sendo que a dureza do esmalte erodido pela Coca-Cola foi significativamente reduzida com o passar do tempo. Este resultado também está de acordo com Al-Jobair (2010), que concluiu que todas as superfícies testadas erodidas pela Coca-Cola apresentam uma diminuição da microdureza do esmalte em graus variáveis após a exposição à Coca-Cola quando aplicada repetidamente.

Assim, o consumo frequente de refrigerantes contendo ácido pode aumentar os efeitos erosivos de uma bebida no esmalte. Este resultado está de acordo com West *et al.*, (2001) e Johansson *et al.*, (2004) que descobriram que o risco de erosão aumenta com a duração da exposição do esmalte com um pH inicial baixo (pH 2,0-4,0).

O potencial erosivo da Coca-Cola pode dever-se à presença de ácido fosfórico, que é um ácido altamente erosivo com pH=2,6. Este resultado está de acordo com Maupome *et al.*, (1998); Wongkhantee *et al.*, (2006) e Health Equalities Group (2017), que afirmaram que o efeito acidificante das bebidas carbonatadas se deve principalmente ao ácido fosfórico. Além disso, este resultado está de acordo com Simonetti *et al.*, (2010) que revelaram que o ácido fosfórico era muito mais erosivo do que os ácidos cítrico, málico e tartárico, uma vez que o ácido fosfórico tem mais capacidade de quelatar o cálcio. Este resultado também está de acordo com Boitor *et al.*, (2009) que provaram que os alimentos com pH ácido são capazes de diminuir a dureza superficial do esmalte.

Os factores como o pH do líquido e a temperatura afectam as propriedades físicas, tais como a dureza e a rugosidade da superfície do esmalte humano (Machado *et al.*, 2008).

Assim, verificou-se que a ingestão de refrigerantes, mesmo de duração relativamente curta, reduz a microdureza do esmalte (Van *et al.*, 2005).

Vários estudos referiram os valores de pH dos refrigerantes como um indicador do potencial erosivo (Jager *et al.*, 2008; e Cochrane *et al.*, 2009).

Além disso, este resultado está de acordo com Hannig *et al.*, (2005) e DeCarvalho *et al.*, (2007) que sugeriram que o pH do desafio, em vez do ácido específico utilizado, pode ser um indicador mais relevante do potencial erosivo de uma bebida específica. Também este resultado está de acordo com Faller *et al.*, (2011) que demonstraram que a erosão está correlacionada com o pH.

Outros como Meurman e ten Cate (1996) e; Edwards *et al.*, (1999) que concluíram que as bebidas com baixo pH podem não causar erosão do esmalte, outra causa do potencial erosivo da bebida Coca-Cola é a temperatura da mesma. Existe uma relação clara entre a erosão e a temperatura das bebidas (Barbour e Rees, 2004).

West *et al.*, (2000); Eisenburger e Addy, (2003) e Barbour *et al.*, (2006) também afirmaram que a temperatura e o tempo de exposição da Coca-Cola afectam as propriedades mecânicas do esmalte humano.

Também outros autores como Salas *et al.*, (2014) estão em desacordo com os resultados deste estudo, que concluíram que a erosão dentária não estava associada ao consumo de bebidas ácidas.

Neste estudo, no grupo da saliva artificial, quando a superfície do esmalte erodido e a superfície do esmalte sadio foram tratadas com saliva artificial, houve um aumento dos valores médios de microdureza. A saliva artificial usada neste estudo foi produzida usando a formulação de Amaechi *et al.*, (1999), que continha cálcio e fosfato, o que pode ajudar na remineralização do esmalte, este resultado está de acordo com Rirattanapong *et al.*, (2011) e Buzalaf *et al.*, (2012) e Dorotea *et al.*, (2017) que concluíram que a saliva artificial foi usada como uma solução de remineralização e faz contato direto com a superfície do dente com os íons livres que incorporam a estrutura do dente e impedem o processo de desmineralização.

Estes resultados estão de acordo com Ionta *et al.*, (2013) que verificaram que todas as formulações testadas de saliva artificial foram capazes de remineralizar parcialmente a erosão inicial da superfície do esmalte, também está de acordo com

Buzalaf *et al.,* (2012) que concluíram que a saliva apresenta capacidade tamponante, causando neutralização e tamponamento do ácido dietético, a saliva é supersaturada em relação ao mineral do dente, fornecendo cálcio, fosfato e flúor necessários para a remineralização após um desafio erosivo.

Estes resultados estão de acordo com Al-Jobair, (2010) que concluiu que a saliva artificial introduzida durante os processos de erosão pode amortecer a acidez da bebida Coca-Cola e limitar o amolecimento das superfícies do esmalte. (2006) e Lussi *et al.,* (2008) que concluíram que a dureza do esmalte foi parcialmente restaurada com saliva artificial, no entanto, o endurecimento do esmalte erodido com saliva artificial foi menos eficaz do que os outros produtos dentários. Assim, a saliva artificial utilizada em estudos laboratoriais pode apresentar alguma capacidade de remineralização (Yeh *et al.,* 2005).

Mas o benefício da saliva artificial discorda de (Amaechi e Higham, 2001) que descobriram que esta saliva artificial contém carboximetilcelulose que reduziu o efeito remineralizante da saliva. Além disso, a carboximetilcelulose aumenta a viscosidade da saliva artificial, diminuindo assim a taxa de difusão dos minerais na lesão erosiva inicial.

Na tabela (4.5), o teste ANOVA (entre os grupos sem erosão) e o teste de intervalo múltiplo de Duncan na Figura (4.1) mostraram que todos os tipos de pastas dentífricas fluoretadas aumentaram o valor médio da microdureza. Este resultado deve-se ao facto de as pastas dentífricas conterem flúor, que é reconhecido por promover a remineralização (Bartlett *et al.,*1994;
De Souza *et al.,* 2012).

Na tabela (4.6), todos os tipos de pastas dentífricas fluoretadas aumentaram o valor médio da microdureza após a erosão dentária. Este resultado está de acordo com Wieg e Attin, (2003) que concluíram que os fluoretos convencionais têm um efeito benéfico na prevenção ou controlo da erosão dentária. Estes resultados também estão de acordo com (Arnold *et al.,* 2007; Al- Mullahi e Toumba, 2010) que concluíram que os fluoretos aumentam a absorção de minerais durante a remineralização do esmalte e inibem a perda de minerais durante a desmineralização.

O potencial dos fluoretos convencionais, como o NaF e o SnF_2, para prevenir a desmineralização erosiva está principalmente relacionado com a formação de uma camada de fluoreto de cálcio (CaF_2) (Ganss *et al.,* 2007). Presume-se que esta camada se comporta como uma barreira física que dificulta o contacto do ácido com o esmalte subjacente ou actua como um reservatório mineral, que é atacado pelo desafio erosivo. Posteriormente, o cálcio e o flúor libertados podem aumentar o nível de saturação em relação ao tecido duro dentário, promovendo assim a remineralização (Ganss *et al.,* 2007).

Estes resultados estão de acordo com Al-Jobair (2010), que concluiu que as aplicações repetidas de tratamento da superfície do esmalte foram eficazes no aumento da microdureza do esmalte após o processo de erosão, causado por exposições múltiplas a refrigerantes.

Assim, as aplicações frequentes de agentes fluoretados são consideradas abordagens potencialmente eficazes para prevenir a erosão dentária (Magalhaes *et al.,* 2011).

Não há diferença significativa entre os cremes dentais de 1450 ppm (SMFP) e 1100 ppm (NaF). Estes resultados estão de acordo com Eversole *et al.*, (2014) que concluíram que as pastas dentífricas contendo SMFP não eram significativamente diferentes das pastas dentífricas com NaF e que tinham sido desenvolvidas para proporcionar melhores benefícios para a saúde do esmalte (Hornby *et al.*, 2014).

A Figura (4.4) demonstrou que os grupos de pastas dentífricas com 1450 ppm (SnF_2) têm um valor médio de microdureza significativamente mais elevado em comparação com os outros grupos.

Este resultado está de acordo com Eversole *et al.*, (2014) que concluíram que a pasta dentífrica comercializada formulada com SnF2 estabilizado pode proporcionar uma maior proteção das superfícies dentárias expostas contra o ataque de ácidos da dieta em comparação com os outros produtos. Este resultado também está de acordo com Khambe *et al.*, (2014) que concluíram que a pasta dentífrica SnF2 representa uma abordagem mecanicista única para proporcionar proteção contra os desafios ácidos erosivos da dieta.

A pasta de dentes com SnF2 parece ser única entre os ingredientes activos anticárie mais frequentemente utilizados nas formulações de pastas de dentes na sua capacidade de fornecer uma proteção melhorada às superfícies dentárias contra desafios ácidos erosivos dietéticos, uma vez que é considerada como um agente preventivo da erosão dentária (Huysmans *et al.*, 2011-a,b). Este efeito protetor melhorado foi claramente evidente no presente estudo.

Foi demonstrado que as pastas dentífricas com fluoreto estanoso proporcionam maiores benefícios de proteção contra os ácidos, tanto na modelação mecanicista (Baig *et al.*, 2014; Faller e Eversole, 2014) como na modelação preditiva do desempenho (Faller *et al.*, 2013).

Khambe *et al.*, (2009); Khambe *et al.*, (2010) e Lussi, (2014) afirmaram que após o tratamento com produtos contendo estanoso, os dentes ficam revestidos com uma camada invisível de barreira rica em metal que é provavelmente composta por precipitados, tais como $Sn_3F_3PO_4$, $Ca(SnF_3)_2$ ou SnOHPO4 que ajudam a reforçar a superfície do esmalte contra ataques ácidos subsequentes.

O dentífrico de SnF2 proporciona uma proteção significativamente melhor em comparação com todos os outros dentífricos testados. Estes resultados estão de acordo com Faller *et al.*, (2010) que concluíram que a pasta dentífrica estabilizada com SnF2 incluída nos ensaios clínicos *in vitro* e *in situ* teve novamente um desempenho significativamente melhor do que uma vasta gama de formulações disponíveis no mercado europeu de pastas dentífricas.

Faller *et al.*, (2011); West *et al.*, (2017) que concluíram que a pasta dentífrica estabilizada com SnF2 demonstrou um nível altamente significativo de proteção dos dentes humanos contra a iniciação e progressão da erosão dentária em comparação com todos os outros grupos de teste (pastas dentífricas SMFP e NaF), independentemente do tipo de desafio ácido dietético considerado. O fluoreto estanoso tem sido sugerido como um agente interessante para utilização no tratamento e prevenção de erosões dentárias numa experiência in vitro, a saturação com CaF2 reduziu o desenvolvimento de erosões (Larsen e Richards, 2002), mas este resultado está em desacordo com Lussi *et al.*, (2008) que concluíram que não houve diferença significativa após o tratamento com uma pasta dentífrica contendo SnF2 ou uma pasta dentífrica contendo NaF.

A ingestão de bebidas ácidas, tais como refrigerantes com pH 3,0 ou inferior, durante um longo período leva a uma degradação considerável do esmalte dentário (Han *et al.,* 2008).

Os resultados deste estudo mostraram que houve diferença significativa entre os cremes dentais de 1450 ppm (NaF) e 1100 ppm (NaF); este resultado está de acordo com Eversole *et al.,* (2014) que concluíram que o produto de 1450 ppm (NaF) teve um desempenho significativamente melhor do que o de 1100 ppm (NaF); este resultado também está de acordo com Angelica *et al.*, (2015) que concluíram que o creme dental contendo 1100 ppm de flúor foi capaz de reduzir parcialmente a erosão dentária.

Conclusões e sugestões

Conclusões

1. A microdureza superficial do esmalte humano diminuiu após a exposição à bebida Coca-Cola e aumentou após a remineralização por saliva artificial ou por pastas dentífricas.
2. (1450 ppm SnF_2) apresentou a maior remineralização quando comparada com outros tipos de pasta dentífrica.
3. A bebida Coca-Cola tem um pH suficientemente baixo para corroer o esmalte.
4. A Coca-Cola aumenta a rugosidade da superfície do esmalte, enquanto a pasta de dentes fluoretada e a saliva artificial diminuem a rugosidade da superfície.
5. A Coca-Cola tem um grande efeito erosivo e o aumento do tempo de exposição a esta bebida provoca uma maior erosão da superfície do esmalte dentário.

Sugestões

1. Estudar o efeito de outros tipos de refrigerantes nas propriedades físicas e mecânicas da superfície do esmalte em dentes decíduos e permanentes.
2. Estudar o efeito de outros tipos de produtos dentários fluoretados, tais como (elixir bucal, gel, espuma e verniz) na superfície do esmalte exposto à Coca-Cola.
3. É necessário um estudo mais aprofundado para demonstrar a redução dos níveis de acidez dos refrigerantes através de modificações químicas nas bebidas e de suplementos de cálcio, fosfato e flúor.

Referências

(A)

Abdullah MN (2012).Reatividade da superfície do esmalte dentário com corantes, agente oxidante e iões de magnésio e o seu efeito na cor do dente. *Tese de Mestrado. Universidade McGill, Montreal, Canadá.*

Abdul Razak F, Abdul Rahim NSC, Rosli SNA, e Zamri SNAS (2014). Efeito erosivo das bebidas desportivas no esmalte dos dentes. *Jornal Internacional de Bioquímica. Photon;* 195:374-380.

Agrawal N, Shashikiran ND, Singla S, Ravi KS e Kulkarni VK (2014). Comparação microscópica de força atómica da remineralização com pasta de fosfato de cálcio amorfo de caseína.fosfopeptídeo, gel de fluoreto de fosfato acidulado e suplemento de ferro em dentes primários e permanentes: Um estudo in vitro. *Contemp Clin Dent*; 5(1)75-80.

Aimee NR, Vanwijk AJ, Mahz M, Varjao M, Mestrinho HD, e Carlho JC (2016). Cárie Dentária, Fluorose, Determinantes de Saúde Oral e Qualidade de Vida em Adolescentes. *Resumo: 63rd ORCA congress. Caries Res*; 50: 180-270.

Al-Hiyasat AS, Saunders WP, Sharkey SW e Smith GM (1998). O efeito de uma bebida gaseificada no desgaste do esmalte humano e da cerâmica dentária. *J Prosthod*; 7:2-12.

Ali H, e Tahmassebi JF (2012). Efeitos de Smoothies na Erosão do Esmalte: um Estudo In Situ. *Int J Paediatr Dent;* 24(3): 184-191.

Al-Jobair A (2010). O efeito de aplicações repetidas do tratamento da superfície do esmalte na dureza do esmalte bovino in vitro após exposições múltiplas à bebida de cola. *Pakistan Oral & Dental Journal (PODJ).* 30(1):154-158.

Al-Lami AHK, e Al-Alousi WS (2011). Efeito do extrato de água de cravo na microdureza e caraterísticas microscópicas da lesão inicial de cárie dos dentes permanentes, em comparação com o agente fluoretado. *J Bagh Coll Dent*; 23(2): 110-113.

Almeidae JS, Baratieri LN, Araujo E, e Widmer N (2011).Erosão dentária: compreendendo esta condição generalizada. *J Esthet Restor Dentistry*; 23(4):205-16.

Al-Mullahi AM, e Toumba KJ (2010). Efeito de dispositivos de flúor de libertação lenta e nanocomplexos de fosfopeptídeo de caseína/fosfato de cálcio amorfo na remineralização do esmalte in vitro. *Caries Research;* 44(4):364-371.

Amaechi BT, e Higham SM (2001). Remineralização in vitro de lesões de esmalte erodido pela saliva. *J Dent;* 29(5): 371-376.

Amaechi BT, Higham SM e Edgar WM (1999). Factores que influenciam o desenvolvimento da erosão dentária in vitro: tipo de esmalte, temperatura e tempo de exposição. *J of Oral Rehabil*; 26(8): 624-630.

Ambarkova V, Gorseta K, Glavina D, e Skrinjaric I (2011). The Effect of Fluoridated Dentifrice Formulations on Enamel Remineralisation and

Microhardness after in Vitro Demineralization, *Ata Stomatologica Croatica*; 45(3):159-165.

Associação Dentária Americana (ADA) (2005). Fluoridation Facts (Factos sobre a Fluoretação). *Associação Dentária Americana, Chicago, E.U.A.*

Conselho de Assuntos Científicos da Associação Dentária Americana (2006). Fluoreto tópico aplicado profissionalmente: recomendações clínicas baseadas em evidências. *Journal of the American Dental Association (JADA);* 137(8):1151-1159.

A.D.A. (2007). Produtos hidratantes orais que podem ajudar a aliviar a boca seca. *JADA;* 138(7):1044.

Conselho de Assuntos Científicos da Associação Dentária Americana. (2014). Fluoride toothpaste use for young children, *JADA, Chicago, U.S.A.;* 145(2):190-191.

Amoras DR, Corona SAM, Rodrigues AL, e Serra MC (2012). Efeito de Bebidas no Esmalte Dental Bovino Submetido a Desafio Erosivo com Ácido Clorídrico. *Braz Dent J*; 23(4): 367-372.

Ana CM, Ximena AC, Maria EM, Diana CV, e Maria CF (2017). Prevalência e Factores de Risco Extrínsecos para a Erosão Dentária em Adolescentes. *J Clin Pediatr Dent;* 14(2): 102-111.

Aneta O, Witold S, Lukasz K, Elzbieta B (2016). Avaliação da Erosão Potencial de Bebidas Isotónicas Selecionadas: Estudos In Vitro. *Adv Clin Exp Med;* 25(6): 1313-1319.

Angelica RH, Melissa TK, Cristiane AB, Ana CM, Jose, CP, Leo T, e Marilia ARB (2015). Efeito preventivo de cremes dentais com inibidores de MMPs na erosão e abrasão da dentina humana (In Vitro). *J App Oral Sci;* 24(1): 61-66.

Angmar-Mânsson B, e ten Bosch JJ (1991). Uma revisão dos métodos quantitativos para estudos do conteúdo mineral de lesões de cárie intra-orais. *J Dent Res;* 70(1): 2-14.

Angmar-Mânsson B, e ten Bosch JJ (1991). Métodos ópticos para a deteção e quantificação de cáries. *Adv Dent Res;* 1(1): 14-20.

Apa J, Ainaj NS, e Niwut J (2017). Abordagem moderna da prevenção e tratamento da cárie dentária pediátrica. *Ann Pediatric Child Health;* 5(2): 1127-1135.

Aranha AC, EduardoC de P, e Cordas TA (2008). Transtornos alimentares parte II: estratégias clínicas para o tratamento odontológico. *J Contemp Dent Pract*; 9(7): 89- 96.

Arends J, e ten Bosch JJ (1992). Técnicas de avaliação da desmineralização e remineralização. *J Dent Res*; 71Spec No: 924-928.

Arends J, Schuthof J, e Jongebloed WG (1980). Profundidade da lesão e indentações de microdureza em lesões artificiais de manchas brancas. *Caries Res;* 14(4), 190-195.

Argenta RM, Tabchoury CP, e Cury JA (2003). Um modelo modificado de ciclagem de pH para avaliar o efeito do flúor na desmineralização do esmalte. *Pesquisa Odontolgica Brasileria*; 17(3): 241-246.

Arnadottir IB, Saemundsson SR, e Holbrook WP (2003). Erosão dentária em adolescentes islandeses em relação a factores dietéticos e de estilo de vida. *Ata Odonto Scand;* 61(1):25-28.

Arnold WH, Haase A, Hacklaender J, Gintner Z, Banoczy J, e Gaengler P (2007). Efeito do pH de pastas de dentes contendo fluoreto de amina na remineralização do esmalte in vitro. *BMC Oral Health*; 7:14.

Attin T, Hannig C, Wiegand A, e Attin R (2004-a). Efeito do branqueamento nos materiais de restauração e restaurações - uma revisão sistemática. *Dent Mater*; 20(9):
852-861.

Attin T, Knofel S, Buchalla W, e Tutuncu R (2001). Avaliação in situ de diferentes períodos de remineralização para diminuir a abrasão do esmalte desmineralizado com a escovagem. *Caries Res*; 35(3):216-222.

Attin T, Siegel S, Buchalla W, Lennon AM, Hannig C, e Becker K (2004b). Abrasão por escovagem da dentina amolecida e remineralizada: um estudo in situ. *Caries Res*; 38(1):62-66.

Avery JK (2002). Desenvolvimento e histologia oral. 3rd Edn. *Staudigl, Donauworth, Alemanha*; Pp: 435.

Aykut-Yetkiner A, Wiegand A, e Attin T (2014).O efeito dos substitutos da saliva na erosão do esmalte in vitro. *J Dent*; 42(6):720-725.

(B)

Babita K, Ritu J, Sandeep M, Sanam S, Sunila S e Rajwinder K (2016). Analisar o Potencial Erosivo de Bebidas Comercialmente Disponíveis no Esmalte Dentário e em Vários Materiais de Restauração da Cor do Dente Um Estudo In- Vitro. *J Clin Diagn Res;* 10(5):117-121.

Badra VV, Faraoni JJ, Ramos RP, Palma-Dibb RG (2005). Influência de diferentes bebidas na microdureza e rugosidade superficial de compósitos resinosos. *Dentística Operatória*; 30(2):213-219.

Baig AA, Faller RV, Yan J, Ji N, Lawless M, e Eversole SL (2014). Efeitos protectores do SnF2 -Parte I. Estudos de solubilização mineral em apatite em pó. *Int Dent J*; 64 Suppl. 1:4-10.

Baig A, He T, Buisson J, Sagel L, Suszcynsky-Meister E, e White DJ (2005). Efeitos de branqueamento extrínseco do hexametafosfato de sódio - uma revisão incluindo um dentífrico com fluoreto estanoso estabilizado. *Compend Contin Educ Dent;* 26(9 Suppl. 1):47-53.

Baldassarri M, Margolis HC, e Beniash E (2008). Determinantes da composição
das propriedades mecânicas do esmalte. *J Dent Res;* 87(7): 645- 649.

Barbagallo M, Belvedere M, e Dominguez LJ (2009). Homeostase do magnésio e envelhecimento. *Magnesium Res*; 22(4):235-246.

Barbour ME, e Rees JS (2004). A avaliação laboratorial da erosão do esmalte: uma revisão. *J Dent* ; 32(8): 591-602.

Barbour ME, Finke M, Parker DM, Hughes JA, Allen GC, e Addy M. (2006). A relação entre o amolecimento e a erosão causada por refrigerantes numa gama de temperaturas. *J Dent*; 34(3):207-213.

Barbour ME, Lussi A, e Shellis RP (2011). Rastreio e previsão do potencial erosivo. *Caries Res;* 45 Suppl 1:24-32.
Barlow AP, Sufi F, e Mason SC (2009). Avaliação de diferentes formulações de dentifrícios fluoretados utilizando um modelo de remineralização por erosão in situ. *J Clin Dent*; 20(6):192-8.
Bartlett D (2007). A New Look at Erosive Tooth Wear in Elderly People (Um novo olhar sobre o desgaste dentário erosivo em idosos). *JADA*; 138, 21S-25.
Bartlett D (2009). Etiologia e prevenção da erosão ácida. *Compend Contin Educ Dent;* 30(9):616-20.
Bartlett DW, Smith BG, e Wilson RF (1994). Comparação do efeito de pastas dentífricas com e sem flúor no desgaste dentário in vitro e a influência da concentração de flúor no esmalte e da dureza do esmalte. *Br Dent J*; 176(9):346- 348.
Bartlett DW (2005). O papel da erosão no desgaste dentário: etiologia, prevenção e tratamento. *Int Dent J*; 55: 277-84.
Bartold PM (2006). Hipersensibilidade dentária: uma revisão. *Aust Dent J;* 51(3): 212218.
Beltran-Aguilar ED, Barker L, e Dye BA (2010). Prevalência e gravidade da fluorose dentária nos Estados Unidos, 1999-2004. *Resumo de dados do NCHS;* 1-8.
Berkovitz B, HG e Moxham BJ (2009). Anatomia oral, histologia e embriologia. 4th Edn. *Elsevier Health sciences, Mosby, Filadélfia, EUA.*
Boitor C, Frafilâ A, lonas M e Boitor O (2009). Erosões Dentárias - Problemas actuais da Medicina Dentária. *Aspectos Clínicos, AMT*; 2(1):186-187.
Braly A, Darnell LA, Mann AB, Teaford MF, e Weihs TP (2007). O efeito da orientação do prisma na indentação do esmalte molar humano. *Arch Oral Biol*; 52(9):856-860.
Brent LG, Ted WH, Susan LM, Brooks C, Tyler S e Victoria H (2015). Refrigerantes na erosão dentária in vitro. *General Dentistry*; 63(4): 33-38.
Brevik SC, Lussi A, e Rakhmatullina E (2013). Um novo método de deteção ótica para avaliar a inibição da erosão pela camada de película salivar in vitro. *J Dent*; 41(5):428-435.
Brown CJ, Smith G, Shaw L, Parry J, e Smith AJ (2007). O potencial erosivo das bebidas de água com gás aromatizada. *Int J Paediatr Dent;* 17(2): 86-91.
Bruna C, Carliz V, Juliana R., Virginia B, Glaucia M, e Marcio J (2017). A influência de diferentes sistemas de polimento na rugosidade superficial e microdureza de nano compósitos após exposição à bebida ácida. *Br J Med Med Res;* 20(8):1-8.
Associação Britânica de Refrigerantes (BSDA) (2014). Relatório sobre os refrigerantes no Reino Unido. Investing in refreshment, *Associação Britânica de Refrigerantes, Londres, Reino Unido.*
BuchallaW, Imfeld T, Attin T, Swain MV, e Schmidlin PR (2008). Relação

entre a nano-dureza e o conteúdo mineral de lesões artificiais de esmalte cariado. *Caries Res*; 42(3):157-163.

Buzalaf MA, Hannas AR, e Kato MT (2012). Saliva e Erosão Dentária. *J Appl Oral Sci*; 20(5): 493-502.

(C)

Centro de Controlo e Prevenção de Doenças (CDC). (2001b). Recommendations for using fluoride to prevent and control dental caries in the United States (Recomendações para a utilização de flúor na prevenção e controlo de cáries dentárias nos Estados Unidos). MMWR. Morbidity And Mortality Weekly Report (Relatório Semanal sobre Morbilidade e Mortalidade), *U.S. Government Printing Office, Washington, EUA;* 50 (14): 1-42.

Cerny R,Slaby I, Hammarstrom L, e Wurtz T (1996). Um novo gene expresso em ameloblastos fiat codifica proteínas com domínios de ligação celular. *J Bone Miner Res*; 11(7):883-891.

Chahine L, Sempson N, e Wagoner C (1997): O efeito do lauril sulfato de sódio em úlceras aftosas recorrentes: um estudo clínico. *Compend Contin Dent Educ;* 18(12):1238-1240.

Chedid SJ, e Cury JA (2004). Efeito da solução de NaF a 0,02% na desmineralização do esmalte e na absorção de flúor por dentes decíduos in vitro. *Pesquisa Odontolgica Brasileria*; 18(1):18-22.

Chen HF, Tang ZY, Liu J. Sun K, Chang SR, Peters MC, *et al.*, (2006). Uma síntese celular de uma microestrutura semelhante ao esmalte humano. *Materiais Avançados;* 18(14):1846-1851.

Chun KJ, Choi HH, e Lee JL (2014). Comparação da propriedade mecânica e do papel entre o esmalte e a dentina nos dentes humanos. *J Dent Biomech*; 5:1-7.

Ciancio SG (1995). Agentes químicos: controlo da placa bacteriana, redução do cálculo e tratamento da hipersensibilidade dentinária. *Periodontologia 2000*; 8:75-86.

Claudio P, Chiara G, Maria M, Marco C, e Giampiero P (2017). Efeitos de Prevenção de Diferentes Agentes Protetores na Erosão Dentinária uma Investigação in Vitro. *J Clin Exp Dent. Secção da revista; comunidade e odontologia*; 9(1): e118-122.

Cochrane NJ, Cai, F., Yuan Y, e Reynolds EC (2009). Potencial erosivo das bebidas vendidas nas escolas australianas. *Aust Dent J*; 54(3):238-244.

Cochrane NJ, Yuan Y, Walker GD, Shen P, Chang CH, Reynolds C, *et al.* (2012). Potencial erosivo das bebidas desportivas. *Aust Dent J*; 57(3):359-364.

Comar LP, Salomao PMA, De Souza BM, E Magalhaes AC (2013). Erosão dentária: uma visão geral sobre definição, prevalência, diagnóstico e terapia. *Braz Dent Sci*; 16(1):6-17.

Coombes JS (2005). Bebidas desportivas e erosão dentária. *Am J Dent;* 18(2):101-104.

Couve E, Osorio R, e Schmachtenberg O (2013). O incrível Odontoblast: Activity, Autophagy, And Aging. *J Dent Res;* 92(9): 765-772.
Cui FZ, e Ge J (2007). Novas observações da estrutura hierárquica do esmalte humano, da nanoescala à microescala. *J Tissue Eng Regen Med;* 1(3): 185-191.
Cuy JL, Mann AB, Livi KJ, Teaford MF, e Weihs TP (2002). Mapeamento por nanoindentação das propriedades mecânicas do esmalte dos dentes molares humanos. *Arch Oral Biol;* 47(4):281-291.

(D)

Davies RM, Ellwodd RP, e Davies GM (2004). A eficácia de uma pasta de dentes contendo triclosan e copolímero de ácido polivinil-metil-éter maleico na melhoria do controlo da placa bacteriana e da saúde gengival: uma revisão sistemática. *J Clin Periodontol*; 31(12):1029-1033.
Davies R, Scully C, e Preston AJ (2010). Dentifrices - uma atualização. *Med Oral Patol Oral Cir Bucal*; 15(6): e976-982.
Davis RM (2004): O que está numa pasta de dentes e porquê? *Dental Update;* 31(2):67-71.
De Carvalho SH, Magalahaes AC, de Andrade MM, e Buzalaf MA (2007). Avaliação do potencial erosivo de refrigerantes. *Eur J Dent;* 1(1):10-13.
Demriel F, Yirksel G, Mehotroquillari M, e Cekic C (2005). Efeito dos fluoretos tópicos e do ácido cítrico no material cerâmico prensado a quente. *Int J Periodontics Restorative Dent;* 25(3):277-281.
Denisov AA, Korobovtseva YS, Karpova OM, Tretjakova AV, Mikhina LV, Ivanov AV, *et al.* (2010). Imunopotenciação da vacina viva contra a brucelose por adjuvantes. *Vaccine;* 28 Suppl 5:F17-22.
De Souza CFM, Júnior JFL, Adriano MSPF, e Sampaio FC (2012). Métodos Sistémicos de Flúor e o Risco para Fluorose Dentária. In: Virdi M. Saúde Bucal
Cuidados-Prótese Dentária, Periodontologia, Biologia, Investigação e Condições Sistémicas. *Tech Europe, Croácia*; p:357-372.
Devlin H, BassiounyMA, e Boston D (2006). Dureza do esmalte exposto à Coca-Cola e à saliva artificial. *J Oral Rehabil*; 33(1):26-30.
Diamanti I, Koletsi-Kounari H, Mamai-Homata E, e Vougiouklakis G (2010). Efeito do flúor e das pastas dentífricas de fosfosilicato de cálcio e sódio na desmineralização e remineralização da dentina pré-tratada in vitro. *J Dent*; 38(8): 671677.
Dilip K, Priyadarsh S, Ramya R, Ashish S, Takhellambam P e Sivaram C (2017). Uma Avaliação Comparativa In Vitro da Microdureza do Esmalte em Refrigerantes Cpp-Acp, Fluoreto de Amina e Fluoreto de Sódio com Fosfato Tricálcico Funcionalizado. *J Evolution Med Dent Sci;* 6(4):273- 277.
Dorotea B, Marko B, Zeljko V, e Dubravka N (2017). Impacto das Bebidas Erosivas na Alteração do Potencial de Flúor e no Valor do pH da Saliva Artificial Estudo In Vitro. *Adv Dent & Oral Health*; 5(1): 1-4.
Dorozhkin SV (2007). Ortofosfatos de cálcio. *J Mater Sci;* 42: 1061-1095.
Dugmore CR, e Rock WP (2004): Uma análise multifatorial dos factores

associados à erosão dentária. *Br Dent J;* 196(5):283-286.

(E)

Edwards M, Creanor SL, Foye RH, e Gilmour WH (1999). Capacidade tampão dos refrigerantes: a potencial influência na erosão dentária. *J Oral Rehabil;* 26(12): 923-927.

Ehlen LA, Marshall TA, Qian F, Wefel JS, e Warren JJ (2008). As bebidas ácidas aumentam o risco de erosão dentária in vitro. *Nutrition Research;* 28(5):299-303.

Eimar H, Ghadimi E, Marelli B, Vali H, Nazhat SN, Amin WM, *et al.*, (2012). Regulação da dureza do esmalte pelas suas dimensões cristalográficas. *Ata Biomaterialia*; 8(9): 3400-3410.

Eisenburger M, e Addy M (2003). Influência da temperatura do líquido e da taxa de fluxo na erosão do esmalte e no amolecimento da superfície. *J Oral Rehabil;* 30(11):1076-1080.

Eisenburger M (2009). Grau de perda mineral no esmalte humano amolecido após erosão ácida medido por análise química. *J Dent*; 37(6):491-494.

Ellwood R, Fejerskov O, Cuy JA, e Clarkson B (2008). Fluoretos no Controlo da Cárie. Em: Fejerskov, O., e Kidd, E. Dental Caries: A doença e a sua gestão clínica. 2nd Edn. *Blackwell Munksgaard, Oxford, Reino Unido*; p: 288-315.

El-Zainy MA, Halawa AM e Rabea AA (2012). O Efeito de Algumas Bebidas Carbonatadas no Esmalte de Pré-Molares Humanos (Estudo Microscópico de Varredura e Luz). *J Am Sci*; 8(3): 632-643.

Eversole SL, Saunders-Burkhardt K, e Faller RV (2014). Comparação da proteção contra a erosão de SnF2 estabilizado, mistura de flúor ativo e SMFP/arginina contendo dentifrícios. *Int Dent J*; 64 Suppl. 1: 22-28.

(F)

Fadeev IV, Shvorneva LI, Barinov SM, e Orlovskii VP (2003). Síntese e estrutura da hidroxiapatita substituída por magnésio. *Inorganic Materials*; 39(9): 947-950.

Faller RV, e Eversole SL (2013). Proteção do esmalte contra os benefícios do desafio ácido dos dentifrícios fluoretados comercializados. *J Clin Dent*; 24(1): 25-30.

Faller RV, e Eversole SL (2014). Efeitos protectores do SnF2 - Parte III Mecanismo de fixação da camada de barreira. *Int Dent J*; 64 Suppl. 1:16-21.

Faller RV, Eversole SL, e Tzeghai GE (2011). Proteção do esmalte: uma comparação do desempenho dos dentífricos comercializados contra a erosão dentária. *Am J Dent*; 24(4): 205-210.

Faller RV, Eversole SL, e Yan J (2010). Potencial anti-cárie de um dentífrico de fluoreto de sódio contendo estanoso estabilizado. *Am J Dent*; 23(Spec No B:32- 38B).

Fattibene P, e Callens F (2010). Dosimetria EPR com esmalte dentário: Uma revisão. *Appl Radiat Isot*; 68(11): 2033-2116.

Featherstone JD, e Zero DT (1992). Um modelo in situ para avaliação simultânea da inibição da desmineralização e do aumento da remineralização. *J Dent Res*; 71 Spec. No:804-810.

Featherstone JD (1992). Conferência de consenso sobre modelos intra-orais: técnicas de avaliação. *J Dent Res;* 71 Spec No: 955-956.

Featherstone JD, Ten Cate JM, Shariati M, e Arends J (1983). Comparação de lesões artificiais semelhantes a cáries por microradiografia quantitativa e perfis de microdureza. *Caries Res*; 17(5): 385-391.

Featherstone JD (2000). A ciência e a prática da prevenção da cárie. *J Am Dent Ass;* 131(7):887-899.

Festuccia MSCC, Garcia LDFR, Cruvinel DR, e Pires-De-Souza FDCP (2012). Estabilidade de cor, rugosidade superficial e microdureza de compósitos submetidos à ação do enxaguatório bucal. *J Appl Oral Sci;* 20(2): 200-205.

Field SQ (2008). Why there's Antifreeze in Your Toothpaste: The Chemistry of Household Ingredients. 1st Edn. *Chicago Review Press, EUA;* Pp: 240-244.

Fincham AG, Moradian-Oldak J, e Simmer JP (1999). A biologia estrutural da matriz do esmalte dentário em desenvolvimento. *J Struct Biol;* 126(3): 270- 299.

Finke M, Hughes JA, Parker DM, Jandt KD (2001). Mechanical properties of in situ demineralised human enamel measured by AFM nanoindentation (Propriedades mecânicas do esmalte humano desmineralizado in situ medidas por nanoindentação AFM). *Surf Sci;* 491: 456-467.

Firempong C, Nsiah K, Awunyo-Vitor D, e Dongsogo J (2013). Níveis de flúor solúvel na água potável - um importante fator de risco de fluorose dentária entre crianças na comunidade Bongo do Gana. *Ghana Med J;* 47(1):16- 23.

Fowler CE, GraciaL, Edwards MI, Willson R, Brown A, e Rees GD (2009). Inibição da erosão do esmalte e promoção do endurecimento da lesão pelo flúor: um estudo de interferometria de luz branca e microindentação. *J Clin Dent*; 20(6):178-85.

Fowler C, Willson R, e Rees GD (2006). Estudos de microdureza in vitro numa nova pasta de dentes dessensibilizante anti-erosão. *J Clin Dent;* 17(4): 100- 105.

Fujii M, Kitasako Y, Sadr A, e Tagami J (2011). Rugosidade e alterações de pH da superfície do esmalte induzidas por refrigerantes Aplicações in vitro de perfilometria de estilete, microscopia de varrimento 3d com variação de foco e sensor de micro pH. *Dent Mater J*; 30(3): 404-410.

(G)

Gambon DL, Brand HS, e Nieuw AV, (2010). Refrigerante, software e amolecimento dos dentes - um relato de caso de desgaste dentário na dentição mista devido a uma combinação de erosão dentária e atrito. *Open Dent J;* 4:198-200.

Ganss C, Klimek J, e Schwarz N (2000). Um estudo profilométrico comparativo in vitro da suscetibilidade das superfícies de esmalte e dentina

humanos polidos e naturais à desmineralização erosiva. *Arch Oral Biology*; 45:897-902.
Ganss C, Lussi A, e Schlueter N (2012). A erosão dentária como doença oral. Perspectivas sobre factores etiológicos e patomecanismos, e estratégias actuais de prevenção e terapia. *Am J Dent*; 25(6):351-364.
Ganss C, Schlueter N, e Klimek J (2007). Retenção de fluoreto solúvel em KOH em esmalte e dentina sob condições erosivas - Uma comparação de resultados in vitro e in situ. *Arch Oral Biol;* 52(1):9-14.
Ghadimi E, Eimar H, Marelli B, Nazhat SN, Asgharian M , Vali H *et al*,. (2013). Os oligoelementos podem influenciar as propriedades físicas do esmalte dentário. *Springer Plus, uma revista aberta da Springer*; 2(10): 499 p.1-12.
Girija V, e Stephen HC (2003). Caracterização de lípidos em esmalte maduro utilizando microscopia confocal de varrimento a laser. *J Dent;* 31(5):303-311.
Glauche V, Rohrich J, Bohne W, Radlanski RJ, Honda MAY, Yoshida W, *et al*. (2011). Análise de Elementos de Superfície de Dentes por Análise de Feixe de Iões. *J Hard Tissue Biol*; 20 (2): 99-105.
Gonzalez-Cabezas C (2010). The Chemistry of caries: remineralization and demineralization events with direct clinical relevance. *Dent Clin North Am;* 54(3):469-478.
Gross KA, e Berndt CC (2002). Biomedical application of apatites, In: Kohn MJ, Rakovan J, e Hughes JM Phosphates: Geochemical, Geobiological, and Materials Importance, *Washington, Min Soc Am, USA;* 48:631-672.
Gutiérrez-Salazar M, e Reyes-Gasga J (2003). Microdureza e composição química do dente humano. *Mat Res* ; 6(3):367-373.

(H)

Haghgoo R, Abbasi F, and Rezvani MB (2011).Avaliação do efeito da nanohidroxiapatite em lesões erosivas do esmalte de dentes permanentes após exposição a cerveja mole in vitro. *Sci Res Essays*; 6(26):5933-5936.
Hall AF, Buchanan CA, Millett DT, Creanor SL, Strang R e Foye RH (1999). O efeito da saliva na erosão do esmalte e da dentina. *J Dent* ; 27(5):333-339.
Han L, Okamoto A, Fukushima M, e Okiji T (2008). Avaliação da superfície de resina composta fluida corroída por bebidas ácidas e alcoólicas. *Dent Mater J*; 27(3):455-465.
Hannig C, Hamkens A, Becker K, Attin R, e Attin T (2005). Efeitos erosivos de diferentes ácidos no esmalte bovino: Libertação de cálcio e fosfato in vitro. *Arch Oral Biol*; 50(6):541-552.
Hannig C, Spitzmüller B, Lux HC, Altenburger M, Al-Ahmad A, e Hannig M (2010). Eficácia de pastas dentífricas enzimáticas para a imobilização de enzimas protectoras na película in situ. *Arch Oral Biol*; 55(7):463-469.
Hannig M, e Joiner A (2006). A estrutura, função e propriedades da película adquirida. *Monogr Oral Sci*; 19:29-64.
Hara AT, Ando M, Gonzalez-Cabezas C, Cury JA, Serra MC, e Zero DT (2006-a). Efeito protetor da película dentária contra desafios erosivos in situ.

J Dent Res; 85(7):612-616.
Hara AT, e Zero DT (2008). Análise do potencial erosivo de bebidas ácidas contendo cálcio. *Eur J Oral Sci;* 116(1): 60-65.
Hara AT, Lussi A, e Zero DT (2006-b). Factores biológicos. *Monogr Oral Sci.* 20: 88-99.
Grupo para as Igualdades na Saúde (2017). Soft Drinks and Dental Health (Refrigerantes e saúde dentária). *151 Dale Street, Liverpool, Reino Unido.*
He B, Huang SB, Jing JJ, e Hao Y (2010). Medição da densidade de hidroxiapatite e da dureza Knoop em esmalte humano sadio e uma análise de correlação entre elas. *Arch Oral Biol*; 55(2):134-141.
Heurich E, Beyer M, Jandt KD, Reichert, J, Herold V, Schnabelrauch M, *et al.* (2010). Quantificação da erosão dentária - uma comparação entre a perfilometria do estilete e a microscopia confocal de varrimento a laser (CLSM). *Dent Mater*; 26:326-336.
Hong HL, Tie LY, e Jian T (2006). As caraterísticas cristalinas do esmalte e da dentina pelo método XRD. *Jornal da Universidade de Tecnologia de Wuhan - Edição de Ciência dos Materiais;* 21(1):9-12.
Honorio HM, Rios D, Santos CF, Magalhães AC, Delbem AC, Buzalaf M.A, *et al.* (2010). Microdureza Transversal do Esmalte Humano Submetido a Desafios Erosivos, Cariogénicos ou Combinados Erosivos/Cariogénicos. *Caries Res*; 44(1):29-32.
Hooper SM, Newcombe RG, Faller R, Eversole S, Addy M, e West NX (2007). Os efeitos protectores da pasta de dentes contra a erosão provocada pelo sumo de laranja: estudos in situ e in vitro. *J Dent*; 35(6):476-481.
Hornby K, Ricketts S, Phlipotts C, Joiner A, Schemehorn B, e Willson R (2014). Benefícios melhorados do esmalte de uma nova pasta de dentes e gel de fase dupla contendo sais de silicato e fosfato de sódio. *J Dent;* 42(1):S39-45.
Hsu CC, Chung HY, Yang JM, Shi W, e Wu B (2011). Influências da concentração iónica nos comportamentos nanomecânicos do esmalte remineralizado. *J Mech Behav Biomed Mater;* 4(8):1982-1989.
Huang TT, He LH, Darendeliler MA, e Swain MV (2010). Nano- Indentation Characterisation of Natural Carious White Spot Lesions (Caracterização de Nano- Indentação de Lesões Naturais de Manchas Brancas Cariosas). *Caries Res;* 44(2):101- 70
107.
Hubbard MJ, e Kon JC (2002). Análise Proteómica de Tecidos Dentários. *J Chromatog B;* 771(1-2):211-220.
Hughes JA, Jandt KD, Baker N, Parker D, Newcombe RG, Eisenburger M, et al. (2002). Modificação adicional dos refrigerantes para minimizar a erosão. Um estudo in situ. *Caries Res;* 36(1):70-74.
Hu JC, Chun YH, Al Hazzazzi T, e Simmer JP (2007). Formação do esmalte e amelogénese imperfeita. *Cells, Tissues, Organs;* 186 (1): 78-85.
Hu JCC, Hu Y, Lu Y, Smith CE e Lertlam R (2014). A enamelina é crítica para a integridade dos ameloblastos e a formação da ultraestrutura do

esmalte. *PLOS ONE;* 9(3):e89303.
Hu JCC, Ryu OH, Chen JJ, Uchida T, Wakida K, Murakami C, *et al.* (2000). Localização da expressão de EMSP1 durante a formação do dente e clonagem do cDNA do rato. *J Dent Res;* 79(1):70-76.
Hunter ML, Hughes JA, Parker DM, West NX, Newcombe RG, Addy M (2003). Desenvolvimento de bebidas de fruta gaseificadas pouco erosivas. 1. Avaliação de duas bebidas experimentais de laranja in vitro e in situ. *J Dent;* 31(4):253- 260.
Huysmans MC, Chew HP, e Ellwood RP (2011-a). Estudos clínicos sobre a erosão dentária e o desgaste erosivo. *Caries Res* ; 45(suppl 1): 60-68.
Huysmans MC, Jager DH, Ruben JL, Unk DE, Klijn CP, e Vieira AM (2011-b). Redução do desgaste erosivo in situ por pasta de dentes contendo fluoreto estanoso. *Caries Res;* 45(6):518-523.

Imfeld T (1996). Erosão dentária. Definição, classificação e ligações. *Eur J Oral Sci;* 104(2 (Pt 2)):151-155.
lonta FQ, Mendonc FL, de Oliveira GC, de Alencar CRB, Hono'rio HM, Magalhâes AC, *et al.* (2013).Avaliação in vitro de formulações de saliva artificial na remineralização da erosão inicial do esmalte. *J Dent;* 2183:1-5.

(J)

Jabbarifar SE, Salavati S, Akhavan A, Khosravi K, Tavakoli N, e Nilchian F (2011). Effect of Fluoridated Dentifrices on Surface Microhardness of the Enamel of Deciduous Teeth. *D Res J;* 8(3):113-117.
Jaeggi T, e Lussi, A (1999). Abrasão com escova de dentes de esmalte alterado erosivamente após exposição intra-oral à saliva: um estudo in situ. *Caries Res;* 33(6):455-461.
Jager DH, Vieira AM, Ruben JL, e Huysmans MC (2008). Influência da composição da bebida nos resultados da medição do potencial erosivo por diferentes técnicas de medição .*Caries Res;* 42(2):98-104.
Jagr M, Eckhardt A, Pataridis S, Broukal Z, Duskova J, e Miksik I (2014). Proteómica de dentes humanos e saliva. *Physiol Res;* 63 (Suppl. 1):S141-154.
Jandt KD (2006). Sondar o futuro dos refrigerantes funcionais à escala nanométrica - rumo a refrigerantes amigos dos dentes. *Trends FoodSci Technol;* 17: 263-271.
Jha SK, Singh RK, Damodaran T, Mishra VK, Sharma DK e Rai D (2013). Fluoreto em águas subterrâneas: exposição toxicológica e remédios. *J Toxicol Environ Health B Crit Rev;* 16:52-66.
Johansson AK, Lingstrom P, Imfeld T, e Birkhed D (2004). Influência do método de beber no pH da superfície do dente em relação à erosão dentária. *Eur J Oral Sci* 112(6): 484-489.
Joiner A (2007). Revisão dos efeitos do peróxido nas propriedades do esmalte e da dentina. *J Dent;* 35(12): 889-896.
Joiner A (2010). Pastas de dentes branqueadoras: A review of the literature.

J Dent; 38(Suppl. 2:e17-24).
Johansson AK, Omar R, Carlsson GE, e Johansson A (2012). A erosão dentária e a sua importância crescente na prática clínica: do passado ao presente. *Int J Dent;* Volume 2012, Artigo ID 632907:1-17.

(K)

Kamala KR, e Annapurni H (2006). Avaliação da rugosidade da superfície de cerâmica vidrada e polida aquando da exposição a gel de flúor, agente branqueador e bebida gaseificada: Um estudo in vitro. *J Indian Prosthodont Soc;* 6(3):128-132.
Kaplowitz GJ (2011). Uma atualização sobre os perigos dos refrigerantes. *Dental Assistant;* 80(4):18-31.
Kargul B, e Bakkal M (2009).Prevalência, etiologia, factores de risco, diagnóstico e estratégias preventivas da erosão dentária: Revisão da literatura. *Ata Stomatol Croat;* 43:165-87.
Khambe D, Eversole S, Faller R, e Mills T (2010). Proteção do esmalte: Deposição e retenção de SnF2 nas superfícies do esmalte. *J Dent Res;* 89: (Abstr 526).
Khambe D, Eversole S, Faller R, e Mills T (2014). Efeitos protectores do SnF2- Parte II. Deposição e retenção em superfícies de esmalte revestidas com película. *Int Dent J;* 64 Suppl. 1:11-15.
Khambe D, Eversole S, Faller R, Wagner M, e Mills T (2009). Mecanismo de proteção da superfície do SnF2 contra danos irreversíveis causados por ácidos. *J Dent Res;* 88: (Abstr 3371(.
Kidd EAM (2005). Essentials of Dental Caries, 3rd Edn. *Oxford University Press Inc., Nova Iorque, EUA;* Pp:78,79,110, e 111. Kielbassa AM, Wrbas KT, Schulte-Monting J, e Hellwig E (1999). Correlação da microradiografia transversal e da microdureza na desmineralização induzida in situ no esmalte dentário humano irradiado e não irradiado. *Arch of Oral Biol;* 44(3):243-251.
Kim YH, Lee JY, e Jeong MK (2011). A Erosão do Esmalte do Dente e do Cimento pela Bebida Carbonatada. *Int J Clin Prev Dent;* 7(1):1-5.
Kitchens M, e Owens BM (2007). Effect of carbonated beverages, coffee, sports and high energy drinks, and bottled water on the in vitro erosion characteristics of dental enamel. *J Clin Pediatr Dent;* 31(3):153- 159.
Kolmas J, Jaklewicz A, Zima A, Bucko M, Paszkiewicz Z, Lis J, *et al.* (2011).
Incorporação de iões de carbonato e magnésio na hidroxiapatite sintética: O efeito nas propriedades físico-químicas. *J Mol Structure;* 987(1-3): 40-50.
Kukiattrakoon B, Hengtrakool C, e Kedjarune-Leggat U (2011). Efeito dos agentes ácidos na rugosidade da superfície da cerâmica dentária. *Dent Res J;* 8(1):6-15.
Kumar J, e Moss M (2008). Fluoretos em programas de saúde pública dentária. *Dent Clin North Am;* 52(2): 387.

(L)

Laheij AM, van Strijp AJ, e van Loveren C (2010). In situ Remineralisation of Enamel and Dentin after the Use of an Amine Fluoride Mouthrinse in Addition to Twice Daily Brushings with Amine Fluoride Toothpaste. *Caries Res;* 44(3):260-266.

Larsen MJ, e Richards A (2002). Fluoride is unable to reduce dental erosion from soft drinks. *Caries Res;* 36(1):75-80.

Larson TD (2009). Desgaste dentário: quando tratar, porquê e como. Primeira parte. *Northwest Dent*; 88:31-8.

Lee YE, Baek HJ, Choi YH, Jeong SH, Park YD, e Song KB (2010). Comparação do efeito de remineralização de três regimes tópicos de flúor em lesões cariosas iniciais do esmalte. *J Dent;* 38(2):166-171.

Lewis CW (2014).Fluoreto e prevenção de cáries dentárias em crianças. *Pediatria em Revista;* 35(1):3-15.

Li H, Zou Y, e Ding G (2012). Factores Dietéticos Associados à Erosão Dentária: A Meta-Analysis. *PLOS ONE;* 7(8): Secção especial p1.

Lin JL, Tsai CH, Yang LC, e Chang YC (2010).Eficácia clínica da terapia de fase I combinada com um dentifrício de triclocan/copolímero na periodontite crónica generalizada. *J Dent Sci;* 5(4):216-220.

Lippert F, Parker DM, e Jandt KD (2004).Suscetibilidade do esmalte decíduo e permanente à erosão induzida por ácido alimentar estudada com força atómica
microscopia de nanoindentação. *Eur J oral sci;* 112:61 -66.

Litonjua LA, Andreana S, Bush PJ, e Cohen RE (2003). Desgaste dentário: atrito, erosão e abrasão. *Quintessence Int;* 34:435- 446.

Luo Y, Zeng XJ, Du MQ, e Bedi R (2005). A prevalência da erosão dentária em crianças em idade pré-escolar na China. *J Dent;* 33(2):115-121.

Lussi A, e Jaeggi T (2006). Factores químicos. *Monogr Oral Sci;* 20:77- 87.

Lussi A, e Jaeggi T (2008). Erosão - diagnóstico e factores de risco. *Clin Oral Investig;* 12 Suppl 1:S5-S13.

Lussi A, Hellwig E, Zero D, e Jaeggi T (2006). Desgaste dentário erosivo: diagnóstico, factores de risco e prevenção. *Am J Dent;*19:319-25.

Lussi A (2014). Introduction. *Int Dent J;* 64 (Suppl. 1): 2-3.

Lussi A, Jaeggi T, e Schaffner M (2004-a). Prevenção e tratamento minimamente invasivo de erosões. *Oral Health Prev Dent*; 2 Suppl 1: 321-325.

Lussi A, Jaeggi T, e Zero D (2004-b). O papel da dieta na etiologia da erosão dentária. *Caries Res;* 38(1):34-44.

Lussi A, Megert B, Eggenberger D, e Jaeggi T (2008). Impacto de diferentes pastas dentífricas na prevenção da erosão. *Caries Res;* 42(1): 62- 67.

Lussi A, Schlueter N, Rakhmatullina E, e Ganss C (2011). Erosão dentária - uma visão geral com ênfase em aspectos químicos e histopatológicos. *Caries Res*; 45(Suppl 1): 2-12.

(M)

Machado C, Lacefield W, e Catledge A (2008). Nanodureza do Esmalte Humano, Módulo Elástico e Integridade da Superfície após Contato com

Bebidas. *Braz Dent J;* 19(1): 68-72.

Magalhaes AC, Wiegand A, and Buzalaf MA (2014). Uso de dentifrícios para prevenção do desgaste dentário erosivo: prejudicial ou útil? *Braz Oral Res;* 28(Spec: 1- 6).

Magalhaes AC, Wiegand A, Rios D, Buzalaf MA, e Lussi A (2011). O flúor na erosão dentária. *Monogr Oral Sci*; 22:158-170.

Maganur CP, Prabhakar AR, Satish V, Namineni S, e Kurthukoti A (2013). Efeito erosivo de refrigerante e sumo de fruta fresca em materiais de restauração. *World J Dent*; 4(1):32-40.

Mahoney EK, e Kilpatrick NM (2003) Erosão dentária: Parte 1. Etiologia e prevalência da erosão dentária. *N Z Dent J;* 99:33-41.

Maldupa I, Brinkmane A, Rendeniece I, e Mihailova A (2012). Classificação de pastas dentífricas baseada em evidências, de acordo com certas caraterísticas da sua composição química. *Stomatologija, Baltic Dental and Maxillofacial Journal;* 14(1):12- 22.

Marco C, Riccardo B, Davide R, Maria M, Marco C, e Claudio P (2016). Efeito protetor dos cremes dentais de zinco-hidroxiapatita na erosão do esmalte: Um estudo in vitro. *Ann Stomatol (Roma);* 7(3):38-45.

Marinho VC (2008). Eficácia dos fluoretos tópicos baseada em evidências. *Adv Dent Res*; 20:3-7.

Marinho VC, Higgins JP, Sheiham A, e Logan S (2004). One topical fl uoride (toothpastes, or mouthrinses, or gels, or varnishes) versus another for preventing dental caries in children and adolescents. *Base de Dados Cochrane de Revisões Sistémicas;* 1(CD002780):1-47.

Matsou E, Vouroutsis N, Kontanasaki E, Paraskevopoulos KM, e Koidis P (2011). Investigação da influência do ácido gástrico na rugosidade da superfície de materiais cerâmicos de restauração metalocerâmica. Um estudo invitro. *Int J Prosthodont;* 24(1):26-29.

Maupome G, Aguilar-Avila M, Medrano-Ugalde H, e Borges-Yáñez A (1999). Avaliação in vitro da microdureza quantitativa do esmalte com películas salivares precoces após exposição a uma bebida de cola erosiva. *Caries Res;* 33(2):140-147.

Maupome G, Diez de Bonilla J, Torres-Villasenor G, Andrade-Delgado LC, e Castaño VM (1998). Avaliação quantitativa in vitro da microdureza do esmalte após exposição à erosão por imersão em bebida de cola. *Caries Res;* 32(2):148-153.

Mckee Md, Hoac B, Addison Wn, Barros Nmt, MillánJ, Chaussain C (2013). Mineralização da Matriz Extracelular em Tecidos Periodontais: Proteínas da matriz não colagénica, enzimas e relação com a hipofosfatasia e a hipofosfatemia ligada ao X. *Periodontologia 2000*; 63:102-122.

Meurman JH, e Frank RM, (1991). Progressão e ultra-estrutura da superfície de lesões erosivas causadas in vitro no esmalte humano e bovino. *Caries Res;* 25(2):81- 87.

Meurman JH, e ten Cate JM (1996). Patogénese e factores de modificação da erosão dentária. *Eur J Oral Sci*; 104(2):199-206.

Moezizadeh M, e Alimi A (2014). O efeito da pasta de fosfato de cálcio amorfo de fosfapeptídeo de caseína e do colutório de fluoreto de sódio na prevenção da erosão da dentina: Um estudo in vitro. *J Conserv Dent;* 17(3): 244-249.

Moradian-Oldak J (2013). Mineralização do esmalte mediada por proteínas.
Frontiers in Bioscience; 17:1996-2023.

Murakami C, Bönecker M, Correa MS, Mendes FM, e Rodrigues CR (2009). Efeito do verniz e gel fluoretado na erosão dentária em dentes decíduos e permanentes. *Arch Oral Biol;* 54(11):997-1001.

(N)

Nanci A (2008). Histologia Oral de Ten Cate: Desenvolvimento, Estrutura e Função. 8th Edn. *Elsevier Health Science, Mosby, Missouri, EUA;* Pp: 1-5.

Navarro R, Vicente A, Ortiz AJ, e Bravo LA (2011). Os efeitos de dois refrigerantes na resistência de união, microinfiltração do bracket e remanescente adesivo em esmalte intacto e selado. *Eur J Orthod;* 33(1):60-65.

Nehad M, Abd elmonsif M, Marwa A, e Abd-elhamid M (2017). Estudo comparativo do possível efeito do leite bovino e de alguns leites à base de plantas na erosão do esmalte induzida pelo cólera no primeiro pré-molar mandibular humano extraído (avaliação por microscópio eletrónico de varrimento e microanálise de raios X). *Future Dent J;* 3(1):22-27.

Nekrashevych Y, e Stösser L (2003). Influência protetora da película salivar formada experimentalmente na erosão do esmalte. Um estudo in vitro. *Caries Res*; 37(3):225-231.

Newbrun E (2001). Fluoretos tópicos na prevenção e tratamento de cáries: uma perspetiva norte-americana. *J Dent Educ.* 65(10):1078-1083.

Newbrun E (2004). Systemic benefit of fluoride and fluoridation (Benefício sistémico do flúor e da fluoretação). *J Public Health Dent;* 64(Spec Iss 1): 35-39.

Newby CS, Creeth JE, Rees GD, e Schemehorn BR (2006). Surface microhardness changes, enamel fluoride uptake, and fluoride availability from commercial toothpastes. *J Clin Dent*; 17(4): 94-99.

Nordstrom A (2011).Pasta de dentes com alto teor de flúor (5000 ppm) na prevenção de cáries. pH.D. Tese. *Universidade de Gotemburgo, Instituto de Odontologia da Academia Sahlgrenska, Suécia.*

Norman OH, Franklin G, e Christine NN (2008). Odontologia Preventiva Primária. 7th Edn. *Nova Jersey, Pearson Education, EUA;* Pp: 181-242.

(O)

Okunseri C, Okunseri E, Gonzalez C, Visotcky A, e Szabo A (2011). Desgaste dentário erosivo e consumo de bebidas entre crianças nos Estados Unidos. *Caries Res;* 45:130-135.

Omid Khoda M, Heravi F, Shafaee H, e Mollahassani H (2012). O efeito de diferentes refrigerantes na resistência de união ao cisalhamento de brackets

ortodônticos. *J Dent;* 9(2):145-149.
Omid N, Zohoori FV, Kometa S, e Maguire A (2016). Caraterísticas Erosivas e Teor de Flúor das Bebidas do Tipo Cola. *Br Dent J;* 220: 349-355.

(P)

Pachaly R, e Pozzobon RT (2012). Análise da rugosidade superficial do esmalte humano exposto a agente clareador e submetido à escovação. *Ata Odontologica Latinoamericana;* 25(1):59-66.
Distrito Metropolitano de Paint Brush Hills. (2017). ID do sistema público de água: CO0221690. *Falcon, Colorado, EUA.*
Park S, Wang DH, e Zhang D, Romberg E, e Arola D (2007). Propriedades mecânicas do esmalte humano em função da idade e da localização no dente. *J Mater Sci;* 19(6):2317-2324.
Peter S (2009). Essentials of preventive and community dentistry (Fundamentos da medicina dentária preventiva e comunitária). 4th Edn. *Nova Deli, Arya Medi Publishers, Índia;* Pp: 237-282.
Poggio C, Lombardini M, Dagna A, Chiesa M, e Bianchi S (2009). Efeito protetor na desmineralização do esmalte de uma pasta CPP-ACP: um estudo AFM in vitro. *J Dent;* 37(12): 949 - 954.

(R)

Radwa H, e Rabab M (2012). O enxaguamento pré-escovagem branqueador é uma arma de dois gumes? Avaliação do efeito do Listerine na microdureza do esmalte e na morfologia da superfície. *J Am Sci;* 8(3):126-132.
Rafey AJ, Shah SK, Zubaidah HA, Marina MB, e Saima S (2016). Análise da Erosão Dentária Induzida por Diferentes Bebidas e Validade do Equipamento para Identificar a Erosão Dentária Precoce em estudo in vitro. *J. Park Med Assoc*; 66(7):843- 848.
Rahardjo A, KarinaK, Fadhilah A, Eriwati YK, Triaminingsih S, e Maharani DA (2013). Efeito preventivo da cárie de 1300ppm de fluoreto e pasta de dentes contendo carragenina. *J Dent Indonesia;* 20(1): 1^4.
Rahim ZHA, Bakri MM, Zakir HM, Ahmed IA, e Zulkifli NA(2014). Foram detectados níveis elevados de flúor e baixos de pH em bebidas aromatizadas populares na Malásia. *Pak J Med Sci;* 30(2):1-5.
Rajendran R (2009). Alterações Regressivas dos Dentes. In: Shafer WG, Hine MK, Levy BM, Rajendran R, e Sivapathasundharam B Shafer's Textbook of Oral Pathology. 6th Edn. *Elsevier Índia, Nova Deli, Índia;* p:571.
Rao V, George AM, Sahu SK, e Krishnaswamy R N (2011). Superfície Avaliação da rugosidade do esmalte após vários métodos de decapagem utilizando o Profilómetro. *Arch Oral Sci Res*; 1(4):190-197.
Ravindranath K (2012). Influência dos ácidos dietéticos na rugosidade da superfície de dentes naturais e cerâmicas dentárias - um estudo comparativo in vitro. Tese de Mestrado. *Faculdade de Medicina Dentária de Oxford, Bommanahalli. Bangalore, Índia.*

Rees J, Loyn T, e McAndrew R (2005). O potencial ácido e erosivo de cinco bebidas desportivas. *Eur J Prosthodont Restor Dent;* 13(4):186-90.
Reitznerova E, Amarasiriwardena D, Kopcakova M, e Barnes RM (2000). Determinação de alguns elementos vestigiais no esmalte dentário humano. *Fresenius J Anal Chem*; 367(8):748-754.
Ren YF, Amin A, e Malmstrom H (2009). Efeitos do branqueamento dentário e do sumo de laranja nas propriedades da superfície do esmalte dentário. *J Dent;* 37(6):424-431.
Rirattanapong P, Vongsavan K, e Tepvichaisillapakul M (2011). Efeito de Cinco Produtos Dentários Diferentes na Dureza da Superfície do Esmalte Exposto a Água Clorada In Vitro. *Southeast Asian J Trop Med Public Health;* 42(5):1293-1298.
Rirattanapong P, Vongsavan K, Surarit R, Tanaiutchawoot N, Charoenchokdilok V, Jeansuwannagorn S, *et al.* (2012). Efeito de Várias Formas de Cálcio em Produtos Dentários na Microdureza do Esmalte Humano In Vitro. *J Trop Med Saúde Pública do Sudeste Asiático;* 43(4):1053-1058.
Robinson C, Brookes SJ, Shore RC, e Kirkham J (1998). A matriz do esmalte em desenvolvimento: natureza e função. *Eur J Oral Sci.* 106 (Suppl 1):282-291.
Rochel ID, Souza JG, Silva TC, Pereira AFF, Rios D, Buzalaf MAR *et al.* (2011). Efeito de dentifrícios experimentais contendo xilitol e flúor na erosão do esmalte com ou sem abrasão in vitro. *J Oral Sci;* 53(2): 163-168.
Rozier R, Adair S, Graham F, Iafolla T, Kingman A, Kohn W, *et al.*(2010). Recomendações clínicas baseadas em evidências sobre a prescrição de suplementos dietéticos de flúor para a prevenção de cáries: Um relatório do Conselho de Assuntos Científicos da Associação Dentária Americana. *J Am Dent Ass;* 141(12): 1480-1489.
Rozzi FR (1998).Estrutura e desenvolvimento do esmalte e sua aplicação em evolução e taxonomia dos hominídeos. *J Hum Evol;* 35(4-5):327-330.

(S)

Salas MMS, Dantas RVF, Sarmento HR, Vargas-Ferreira F, Torriani D, e Demarco FF (2014). Erosão dentária e cárie dentária em escolares: existe relação entre elas? *Brazil J Oral Sci;* 13(1):12-16.
Sampaio FC, e Levy SM (2011). Fluoreto sistémico. In: Flúor e o ambiente bucal. Buzalaf MAR, *Monogr Oral Sci;* 22:133-145.
Sampaio FC, Silva FD., Silva AC, Machado AT, de Araujo DA, e de Sousa EM (2010). Níveis naturais de flúor na água de consumo, fluoretação da água e risco estimado de fluorose dentária em uma região tropical do Brasil. *Saúde Bucal Prev Dent;* 8(1):71-75.
Samra AP, Pereira SK, Delgado LC, e Borges CP (2008). Avaliação da estabilidade de cor de materiais restauradores estéticos. *Braz Oral Res;* 22:205- 210.
Scheutzel P (1996).Etiologia da erosão dentária: factores intrínsecos. *Eur J Oral Sci;* 104:178-90.

Schipper RG, Silletti E, e Vingerhoeds MH (2007). A saliva como material de investigação: aspectos bioquímicos, físico-químicos e práticos. *Arch Oral Biol;* 52(12):1114-1135.
Serra MC, Messias DC, e Turssi CP (2009). Controle do desgaste dentário erosivo: possibilidades e justificativas. *Braz Oral Res;* 23 Suppl 1: 49-55.
Shaharuddin MS, Kamil YM, Ismail YM, Firuz RM, Aizat IS, e Yunus AM (2009). Concentração de fluoreto na água potável da Malásia. *Am- Eurasian J Agric Environ Sci;* 6(4):417-420.
Sheen S, Pontefract H, e Moran J (2001).Os benefícios da pasta de dentes - reais e imaginários? A eficácia da pasta de dentes no controlo da placa bacteriana, gengivite, periodontite, cálculo e mau odor oral. *Dental Update;* 28(3):144-147.
Shellis RP, Ganss C, Ren Y, Zero DT, e Lussi A (2011). Metodologia e Modelos na Investigação sobre Erosão: Discussão e Conclusões. *Caries Res;* 45(suppl
1): 69-77.
Ship JA, McCutcheon JA, Spivakovsky S, e Kerr AR (2007). Segurança e eficácia de produtos tópicos para boca seca contendo azeite, betaína e xilitol na redução da xerostomia para boca seca induzida por polifarmácia. *J Oral Rehabil;* 34:724-732.
Silin DS, Lyubomska OV, Ershov FI, Frolov VM, e Kutsyna GA (2009). Imunomoduladores sintéticos e naturais que actuam como indutores de interferão. *Curr Pharm Des;* 15(11):1238-1247.
Simmer JP, e Hu JC (2001). Formação do esmalte dentário e o seu impacto na medicina dentária clínica. *J dent educ*; 65(9):896-905.
Simmer JP, Papagerakis P, Smith CE, Fisher DC, Rountrey AN, Zheng L, *et al.* (2010). Regulação da forma e dureza do esmalte dentário. *J Dent Res;* 89(10):1024-1038.
Simonetti LC, Takebayashi SK, Calixto FC, Delbem AC, e Cristina MC (2010). Avaliação de algumas propriedades de bebidas lácteas fermentadas que afetam a desmineralização do esmalte dentário. *Braz Oral Res;* 24(1): 95-101.
Singh KA, e Spencer A (2004). Relative effects of pre- and post- eruption water fluoride on caries experience by surface type of permanent first molars. *Community Dent Oral Epidemiol;* 32(6): 435-446.
Singh KA, Spencer J, e Armfield JM (2003). Relative Effects of Pre- and Posteruption Water Fluoride on Caries Experience of Permanent First Molars. *J Public Health Dent*; 63(1), 11-19.
Stephan KW (1999). Perspectivas do flúor para o novo milénio - aspectos da comunidade e do paciente individual. *Ata Odontol Scand;* 57:352-329.
Strnad G, e Buka I (2014). Efeito da erosão ácida seguida de processo de remineralização na microdureza do esmalte dentário. *Procedia Technology;*12:308 - 315.
Sullivan RJ, Masters J, Cantore R, Roberson A, Petrou I, Stranick M, *et al.* (2001). Desenvolvimento de um dentifrício de componente duplo com

eficácia anticárie melhorada contendo fluoreto de sódio e fosfato dicálcico di-hidratado. *Am J Dent;* 14(Spec No): 3A-11A.

(T)

Taher NM, Alkhamis HA, e Dowaidi SM (2012). A influência do sistema de infiltração de resina na microdureza do esmalte e na rugosidade da superfície: Um estudo in vitro. *Saudi Dent J;* 24(2):79-84.

Tahmassebi JF, Duggal MS, Malik-Kotru G, e Curzon ME (2006). Soft drinks and dental health: a review of the current literature. *J Dent*; 34(1): 2-11.

Taji S, e Seow WK (2010). Uma revisão da literatura sobre a erosão dentária em crianças. *Aust Dent J;* 55(4):358-367.

Tantbirojn D, Huang A, Ericson MD e Poolthong S (2008). Alteração da dureza superficial do esmalte por uma bebida de cola e uma pasta CPP-ACP. *J Dent;* 36(1):74-79.

Tavassoli-Hojjati S, Haghgoo R, Mehran M, e Niktash A (2012). Avaliação in vitro do efeito do gel de flúor e do verniz na resistência à desmineralização do esmalte. *O Jornal da Associação Dentária Islâmica do Irão (JIDA);* primavera 24(1): 28-34.

Taylor JB, Carrano AL, e Kandlikar SG (2006). Caracterização do efeito da rugosidade e textura da superfície no escoamento de fluidos - passado, presente e futuro. *Int J Therm Sci;* 45(10):962-968.

Dados técnicos (1994). Rugosidade da superfície, métodos de indicação da superfície do produto em desenhos Excertos da Norma Industrial Japonesa (JIS), *Associação Japonesa de Normas (JSA) B;* 0031: 1258.

Tedesco TK, Gomes NG, Soares FZ, e Rocha RO (2012). Efeitos erosivos de bebidas na presença ou ausência de simulação de cárie por desafio acidogénico em esmalte primário humano: um estudo in vitro. *Eur Arch Paediatr Dent;* 13(1):36- 40.

Tezel H, e Kemaloglu H (2012). Suscetibilidade do Esmalte Tratado com Agentes Branqueadores à Perda Mineral Após Desafio Cariogénico. In: Ming- Yu Li. *Abordagem contemporânea da cárie dentária. Rijeka, Croácia, Europa;* p: 75-92 .

Thayanne M, Ramos O, Camila V, Paula M, Peter R, Cecília P, *et al.* (2017). Solução de AmF /NaF/ SnCl3 Reduz a Erosão do Esmalte in situ Análise de Perfilometria e Nanoindentação Transversal. *Braz oral res;* 31(e20):1-9.

Academia Americana de Pediatria (2017). Refrigerantes nas escolas. *141 Northwest Point, Boulevard, ELK Grove Village, Illinois;* 113(1): 152-154.

Tillberg A, Järvholm B, e Berglund A (2008). Riscos dos materiais dentários. *Dent Mater J;* 24(7): 940-943.

Tinanoff N (2009). Utilização de fluoretos. In: Berg J, e Slayton RA Early Childhood Oral Health.1st Edn. *Wiley-Blackwell, EUA;* p: 92-109.

Torres CP, Chinelatti MA, Gomes-Silva JM Rizoli FA, Oliveira MA, Palma-Dibb RG, *et al.* (2010). Erosão superficial e subsuperficial do esmalte

primário por bebidas ácidas ao longo do tempo. *Braz Dent J;* 21(4):337-345.
Twetman S, Petersson L, Axelsson S, Dahlgren H, Holm AK, Källestal C, *et al.* (2004). Caries-preventive effect of sodium fluoride mouthrinses: a systematic review of controlled clinical trials. *Ata Odontol Scand;* 62(4): 223-230.

(U)

Ugur E, Esra Y, Gunce S, Nurhan I, Mert E, e Taner Y (2016). Efeito das bebidas energéticas e desportivas nas estruturas dentárias e nos materiais de restauração. *World J Stomatol;* 5(1):1-7.
Ulusoy C, Müjdeci A, e Gökay O (2009). O efeito de chás de ervas na resistência de união ao cisalhamento de braquetes ortodônticos. *Eur J Orthod;* 31(4): 385-389.

V)

Vaderhobli RM (2011). Avanços em materiais dentários. *Dent Clin North Am;* 55(3): 619-625.
Van IE, Vannet BV, e Wehrbein H (2005). Influência de um refrigerante com pH baixo nas superfícies de esmalte: um estudo in vitro. *Am J Orthod Dentofacial Orthop;* 128(3):372-377.
Vitorino Rm, Guedes S, Manadas B, Ferreira R, Amado F, e Toward A (2012). Metodologia padronizada de análise do proteoma da saliva. *J Proteomics;* 75:51405165.
Von JAF, e Rogers MM (2005). Effect of sports drinks and other beverages on dental enamel. *Gen Dent;* 53(1):28-31.

(W)

Wang X, Mihailova B, Klocke A, Heidrich S, e Bismayer U (2011). Efeito da Saliva Artificial na Estrutura de Apatite do Esmalte Eroded. *Int J Spectrosc;* 236496:1-9.
West NX, He T, Macdonald EL, Seong J, Hellin N, Baker ML e Eversole SL (2017). Benefícios da proteção contra a erosão do dentífrico de SnF2 estabilizado versus um dentífrico de monofluorofosfato de arginina-sódio Resultados de estudos clínicos in vitro e in situ. *Clin Oral Investig;* 21(2):533-540.
West NX, Hughes JA, e Addy M (2000). Erosão da dentina e do esmalte in vitro por ácidos alimentares: o efeito da temperatura, do carácter ácido, da concentração e do tempo de exposição. *J Oral Rehabil;* 27(10):875-880.
West NX, Hughes JA, e Addy M (2001). O efeito do pH na erosão da dentina e do esmalte por ácidos alimentares in vitro. *J Oral Rehabil;* 28(9): 860- 864.
Wiegand A, e Attin T (2003). Influência do flúor na prevenção de lesões erosivas - uma revisão. *Oral Health Prev Dent;* 1(4):245-253.
Wiegand A, e Attin T (2007). Erosão dentária ocupacional devido à exposição a ácidos - uma revisão. *Medicina do Trabalho-Oxford*; 57: 169-176.
Wiegand A, Wolmershauser S, Hellwig E, e Attin T (2004). Influência dos efeitos tampão dos dentífricos e géis de flúor na abrasão da dentina erodida.

Arch Oral Biol; 49(4):259-265.
Willershausen B, Callaway A, Azrak B., e Duschner H (2008). Influência do sumo de maçã nas superfícies de esmalte humano da primeira e segunda dentição - um estudo in
estudo in vitro. *Eur J Med Res;*13(7):349-354.
Williams RK (2010). Nos bastidores do corredor da pasta de dentes: A Química dos Materiais Dentários. *J Chem Educ Today;* 87(10):1007-1008.
Wongkhantee S, Patanapiradej V, Maneenut C, e Tantbirojn D (2006). Effect of acidic food and drinks on surface hardness of enamel, dentine, and toothcoloured filling materials. *J Dent*; 34(3): 214-220.

(Y)

Yamamoto ETC, Vanderlei A, Amara R, Nicolo RD, Rocha JCD, e Araújo MAMD. (2013). Influência de três tipos de bebidas na superfície do esmalte dentário humano: estudo in vitro. *Rgo - Rev Gaúcha Odontol., Porto Alegre;* 61(1):41-46.
Yeh ST, Su Y, Lu YC, e Lee SY (2005). Alterações na superfície e dissolução ácida do esmalte após tratamento com peróxido de carbamida. *Operative Dent*; 30(4):507- 515.
Young A, Amaechi BT, Dugmore C, Holbrook P, Nunn J, Schiffner U, *et al.*, (2008). Índices de erosão actuais - falhos ou válidos? Resumo. *Clin Oral Investig*; 12 Suppl 1: S59-63.
Yu H, Attin T, Wiegand A, e Buchalla W (2010). Efeitos de várias soluções de flúor na erosão do esmalte in vitro. *Caries Res;* 44(4):390-401.

(Z)

Zandim DL, Corrêa FO, Rossa CJ, e Sampaio JEC (2008). Avaliação in vitro do efeito do suco de laranja natural na morfologia dentinária. *Braz Oral Res;* 22(2):176-183.
Zero DT, e Lussi A (2006). Factores comportamentais. *Monogr Oral Sci;* 20: 100-105.
Zero DT, e Lussi A (2005). Erosão - fator químico e biológico de importância para o médico dentista. *Int Dent J*; 55(4 Suppl 1):285-290.
Zhang YaR, Du W, Zhou XD, e Yu HY (2014). Revisão da investigação sobre as propriedades mecânicas do dente humano. *Int J Oral Sci;* 6(2):61-69.
Zyman Z, Tkachenko M, Epple M, Polyakov M, e Naboka M (2006). Cerâmica de hidroxiapatite substituída por magnésio. *Material wissenschaft Und Werkstofftechnik;* 37(6):474-477.

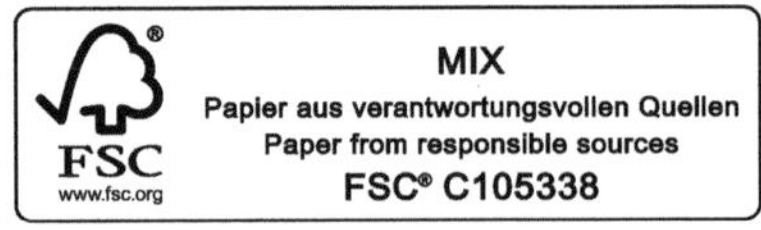

Printed by Books on Demand GmbH, Norderstedt / Germany